CB014450

ELETROCARDIOGRAMA SIMPLES: GUIA DE BOLSO

Série Educação Continuada em Eletrocardiologia

ELETROCARDIOGRAMA SIMPLES: GUIA DE BOLSO

Editores

Augusto Hiroshi Uchida

Alexandre Murad Neto

Valério Marcelo Vasconcelos do Nascimento

Ilustrações

Rodrigo Tonan

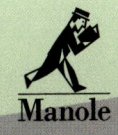

Manole

Copyright © 2015 Editora Manole Ltda., por meio de contrato com os editores.

Este livro contempla as regras do Acordo Ortográfico de 1990,
que entrou em vigor no Brasil.

Editor gestor: Walter Luiz Coutinho
Editoras: Eliane Usui e Juliana Waku
Produção editorial: Patrícia Alves Santana

Capa: Ricardo Yoshiaki Nitta Rodrigues
Projeto gráfico e editoração eletrônica: Anna Yue
Ilustrações: Rodrigo Ricieri Tonan

1ª edição – 2015

Editora Manole Ltda.
Avenida Ceci, 672 – Tamboré
06460-120 – Barueri – SP – Brasil
Tel.: (11) 4196-6000 – Fax: 4196-6021
www.manole.com.br
info@manole.com.br

Impresso no Brasil
Printed in Brazil

Dados Internacionais de Catalogação na Publicação (CIP)
(Câmara Brasileira do Livro, SP, Brasil)

Eletrocardiograma simples: guia de bolso/
    editores Augusto Hiroshi Uchida, Alexandre
    Murad Neto, Valério Vasconcelos do
    Nascimento. – 1. ed. – Barueri, SP: Manole, 2015.

Bibliografia.
ISBN 978-85-204-3571-7

1. Cardiologia 2. Coração - Doenças
3. Eletrocardiografia I. Uchida, Augusto.
II. Murad Neto, Alexandre. III. Nascimento, Valério.

| | CDD-616.1207547 |
| 14-09368 | NLM-WG 140 |

Índices para catálogo sistemático:
1. Eletrocardiograma: Medicina   616.1207547

EDITORES

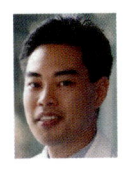

Augusto Hiroshi Uchida Médico formado pela FMUSP. Fez residência em Clínica Médica no HC-FMUSP. Especialização em Cardiologia pelo Instituto do Coração (InCor) do HC-FMUSP. Doutor em Cardiologia pela FMUSP. Atualmente, atua no InCor do HC-FMUSP como Médico Assistente, é revisor dos *Arquivos Brasileiros de Cardiologia* e do *Journal of Electrocardiology* e membro do comitê de experts da International Society of Holter and Noninvasive Electrocardiology (ISHNE). Sua carreira acumula, além de várias titulações, inúmeras publicações nacionais e internacionais.

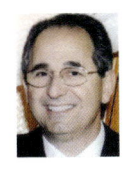

Alexandre Murad Neto Médico formado pela Faculdade de Medicina de São José do Rio Preto (FAMERP). Especialização em Cardiologia pelo Instituto do Coração (InCor) do HC-FMUSP. Sua carreira acumula inúmeras publicações e cargos, como o de Diretor do Departamento de Ergometria da Sociedade Brasileira de Cardiologia (DERC-SBC). Atualmente, é o Coordenador Geral de Cardiologia da Rede Diagnósticos da América SA (DASA), em São Paulo.

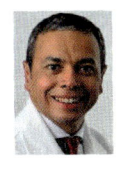

Valério Marcelo Vasconcelos do Nascimento Médico formado pela Universidade Federal da Paraíba (UFPB). Chefe do Setor de Apoio Terapêutico/Divisão de Apoio Diagnóstico e Terapêutico/Gerência de Atenção à Saúde do Hospital Universitário Lauro Wanderley (HULW)/EBSERH. Médico Pesquisador do Serviço de Ecocardiografia do Instituto do Coração (InCor) do HC-FMUSP. Chefe do Serviço de Ecocardiografia do HULW. Jornalista e Assessor Especial de Comunicação da área médica.

ILUSTRADOR

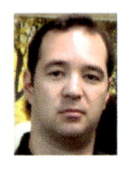

Rodrigo Ricieri Tonan Ilustrador médico formado pela Faculdade Paulista de Artes. Especialização em ilustrações médicas no HC-FMUSP. Atualmente, atua como ilustrador médico no HC-FMUSP e no Serviço de Eletrocardiologia do Instituto do Coração (InCor) do HC-FMUSP. Em mais de 18 anos de carreira, acumula participação em inúmeras publicações científicas nacionais e internacionais, além de prêmios, como o Jabuti.

COLABORADORES

Amanda Bigarelli Groblackner Médica formada pela Pontifícia Universidade Católica de São Paulo. Especialização em Eletrocardiologia pelo Instituto do Coração (InCor) do HC-FMUSP.

Milton Serikawa Junior Formado pela Faculdade de Medicina do ABC. Residência em Cardiologia e Especialização em Métodos Gráficos pelo Instituto do Coração (InCor) do HC-FMUSP. Médico Colaborador do InCor do HC-FMUSP.

Nadja Sotero Natividade Mendes Doutoranda em Hipertensão pelo Instituto do Coração (InCor) do HC-FMUSP. Presidente da Sociedade Sul Mineira de Cardiologia 2006/2008/2011/2013. Membro do Departamento de Cardiologia do Esporte da Sociedade Mineira de Cardiologia 2011/2013. Especialista em Cardiologia e Ergometria pela Sociedade Brasileira de Cardiologia (SBC).

Natanael Vilela Morais Doutor em Cardiologia pela FMUSP. Médico Pesquisador do Serviço de Ecocardiografia do Instituto do Coração (InCor) do HC-FMUSP.

Sônia Lúcia de Mello Médica formada pela Universidad Mayor de San Simón de Cochabamba, Bolívia. Especialização em Cardiologia Clínica pela Real e Benemérita Associação Portuguesa de Beneficência e em Eletrocardiologia pelo Instituto do Coração (InCor) do HC-FMUSP.

CONSULTOR CIENTÍFICO

William Azem Chalela Médico formado pela Faculdade de Medicina de São José do Rio Preto (FAMERP). Doutor pela FMUSP. Ex-presidente do Departamento de Ergometria da Sociedade Brasileira de Cardiologia (DERC-SBC). Diretor do Serviço de Eletrocardiologia do Instituto do Coração (InCor) do HC-FMUSP e Supervisor do Serviço de Estresse Cardiovascular do Hospital Sírio-Libanês, em São Paulo.

SUMÁRIO

PREFÁCIO

Esta obra é parte integrante da Série Educação Continuada em Eletrocardiologia e é um compêndio dos principais temas relacionados ao eletrocardiograma.

O texto é rico em ilustrações médicas, diagramas, tabelas e quadros com temas que lembram sinalizações rodoviárias para tornar a leitura mais agradável. Além disso, é integrado às ilustrações, o que proporciona aos leitores a grata experiência do aprendizado da eletrocardiografia.

Este é um livro que contempla a essência da interpretação eletrocardiográfica e, ainda, resume a abordagem das principais emergências cardiológicas (parada cardiorrespiratória, arritmias cardíacas e síndromes coronárias agudas).

Elementar e de fácil leitura, o livro tem um formato singular e traz informações essenciais para o entendimento do eletrocardiograma.

Segundo Antoine de Saint-Exupéry: "a perfeição é alcançada não quando não há mais nada para adicionar, mas quando não há mais nada que se possa retirar".

Esta obra é ideal para todos os profissionais da área médica que estão iniciando o aprendizado do eletrocardiograma.

Os Editores

Capítulo 1

CONCEITOS INTRODUTÓRIOS

Augusto Hiroshi Uchida
Alexandre Murad Neto
Nadja Sotero Natividade Mendes

- Sistema de condução do coração
- Circulação coronária

SISTEMA EXCITOCONDUTOR DO CORAÇÃO

Sincícios atrial e ventricular e sistema especializado de condução (Figura 1.1)

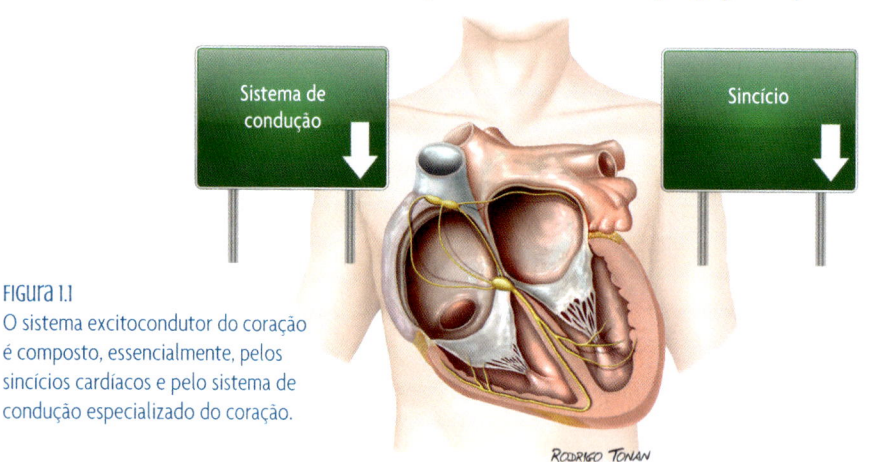

FIGURA 1.1
O sistema excitocondutor do coração é composto, essencialmente, pelos sincícios cardíacos e pelo sistema de condução especializado do coração.

RODRIGO TONAN

Sistema de condução

É composto por grupos de células marca-passo automáticas e por vias de condução rápida preferencial.

Sincício cardíaco

Sincício cardíaco é uma rede interconectada de miócitos que, quando excitados, propagam o potencial de ação de célula a célula por todo o miocárdio.

SISTEMA DE CONDUÇÃO DO CORAÇÃO

Sincícios atrial e ventricular

No coração, a propagação dos impulsos elétricos ocorre por meio de dois tipos de tecido:

1. Miocárdio propriamente dito (atrial e ventricular).
2. Sistema especializado de condução.

Nos miocárdios atrial e ventricular, os impulsos elétricos se propagam de forma mais lenta, célula a célula. As fibras musculares do coração são formadas por muitos miócitos individuais, ligados entre si. Entre duas fibras musculares vizinhas, há uma membrana denominada disco intercalar, através da qual passam os potenciais de ação de uma célula muscular cardíaca a outra.

O coração é considerado um sincício, pois é formado por muitos miócitos interligados que, quando excitados, propagam o potencial de ação de célula a célula por todo o miocárdio. O coração é formado pelo sincício atrial e o ventricular (Figura 1.2), entre os quais há uma separação formada por tecido fibroso que isola eletricamente os átrios dos ventrículos. Os potenciais de ação são conduzidos do sincício atrial para o ventricular através do nó atrioventricular (NAV), que é um sistema composto por fibras especializadas do sistema de condução.

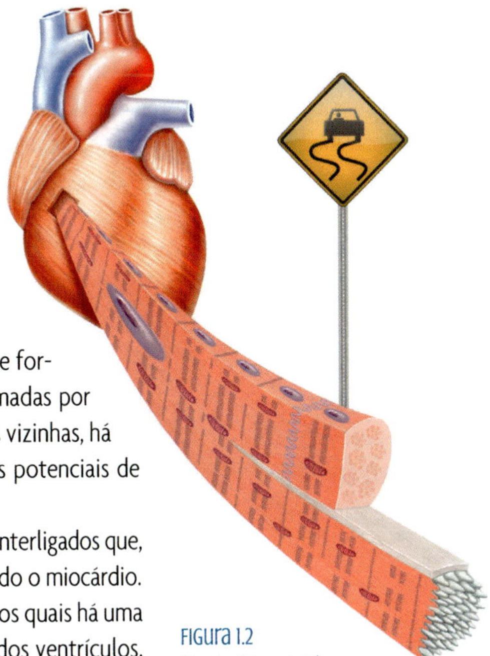

FIGURA 1.2
Os sincícios atrial e ventricular conduzem o estímulo elétrico através do coração.

Grupos de células marca-passo

O sistema de condução é composto por grupos de células marca-passo e por vias de condução rápida. Os grupos de células marca-passo incluem o nó sinusal (NSA), o NAV e o sistema His-Purkinje (Figura 1.3).

1. Nó sinusal (NSA)   **2. Nó atrioventricular (NAV)**   **3. Sistema His-Purkinje**

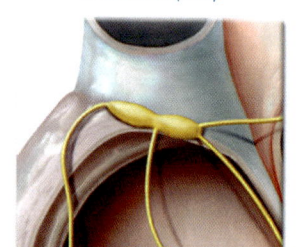 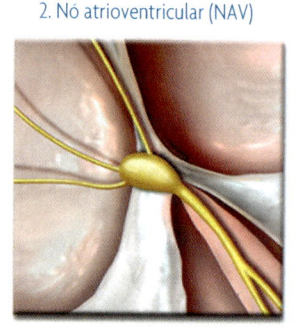 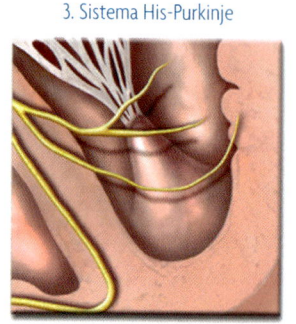

RODRIGO TONAN

FIGUra 1.3
Células marca-passo
do coração.

Os grupos de células marca-passo são capazes de gerar impulsos elétricos de modo automático. Habitualmente, o NSA é o marca-passo dominante, pois determina uma frequência maior de despolarização. A frequência média de despolarização do NSA é de 75 bpm; o NAV gera estímulos com frequência média de 50 bpm, e o His-Purkinje é capaz de gerar estímulos com frequência de 35 bpm.

A ESTRUTURA DO SISTEMA DE CONDUÇÃO DO CORAÇÃO

O sistema de condução é estruturado conforme a seguinte hierarquia (Figura 1.4):

- NSA: no nó sinusal, são gerados os primeiros impulsos elétricos do coração.
- Feixes internodais e feixe de Bachman: os feixes internodais (anterior, médio e posterior) conectam o NSA e o NAV. O feixe de Bachman conecta o átrio direito ao esquerdo.
- NAV: no nó atrioventricular, há uma condução decremental, ou seja, uma lentificação da condução do impulso elétrico para evitar que a sístole atrial coincida com a sístole ventricular.
- Feixe de His: nesta região, o impulso elétrico volta a ganhar velocidade para atingir rapidamente os ventrículos direito e esquerdo.
- Ramos direito e esquerdo: propagam os impulsos elétricos rapidamente para os respectivos ventrículos.
- Divisões dos ramos direito e esquerdo: auxiliam a espraiar rapidamente os impulsos elétricos através dos ventrículos.
- Rede de Purkinje: amplifica o alcance do sistema de condução para propagar, rapidamente, o impulso elétrico através do miocárdio ventricular.

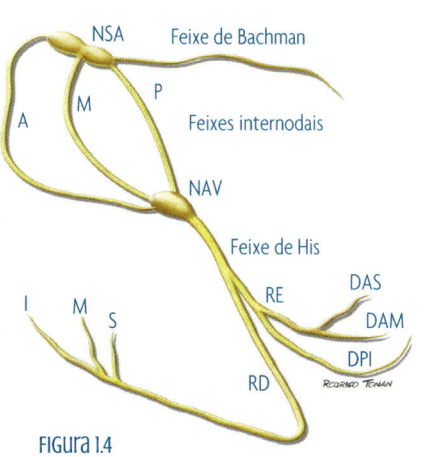

FiGura 1.4

Estrutura do sistema excitocondutor cardíaco. NSA: nó sinoatrial; A: anterior; M: médio; P: posterior; NAV: nó atrioventricular; RE: ramo esquerdo; DAS: divisão anterossuperior; DAM: divisão anteromedial; DPI: divisão posteroinferior; RD: ramo direito; I: inferior; M: médio; S: superior.

A ativação do miocárdio atrial produz a chamada onda P, a qual é uma consequência, mas não representa diretamente a atividade do NSA. O impulso sinusal propaga-se, rapidamente, através dos átrios até atingir o NAV.

No ritmo sinusal, a parte inicial da onda P representa a ativação do átrio direito, enquanto a parte terminal da onda P representa a ativação do átrio esquerdo (Figura 1.5).

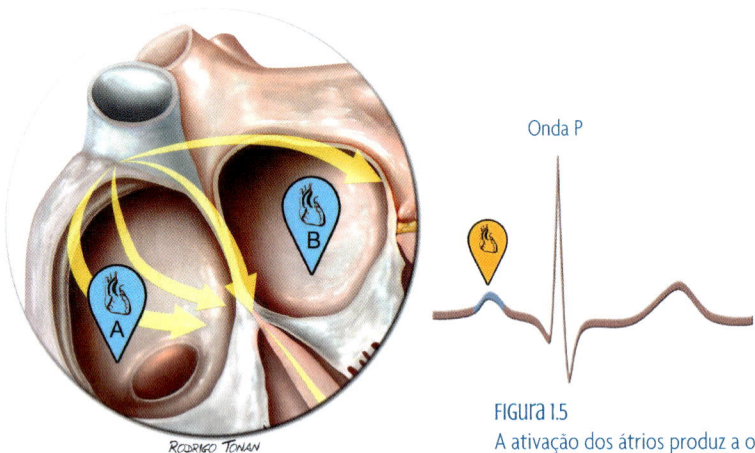

Figura 1.5
A ativação dos átrios produz a onda P. A: a ativação do átrio esquerdo ocorre, rapidamente, através do feixe de Bachman; B: a ativação do átrio esquerdo ocorre, rapidamente, através dos feixes internodais.

NÓ ATRIOVENTRICULAR

Os impulsos atriais não podem atingir diretamente os ventrículos, porque existe tecido conjuntivo que separa os átrios dos ventrículos. O único ponto que permite a passagem do impulso, normalmente, é o NAV, localizado no átrio direito junto da válvula tricúspide (Figura 1.6).

As propriedades eletrofisiológicas do NAV são semelhantes às do NSA. O NAV pode funcionar como um marca-passo, quando o NSA deixa de funcionar. Outra função do NAV é atrasar a velocidade com que o impulso elétrico chega aos ventrículos, assegurando que eles estejam relaxados quando ocorre a contração atrial. Esse retardo da condução é denominado de condução decremental.

A propagação do impulso através do NAV e do feixe de His não gera deflexões no eletrocardiograma (ECG) e ocorre durante o segmento isoelétrico PR.

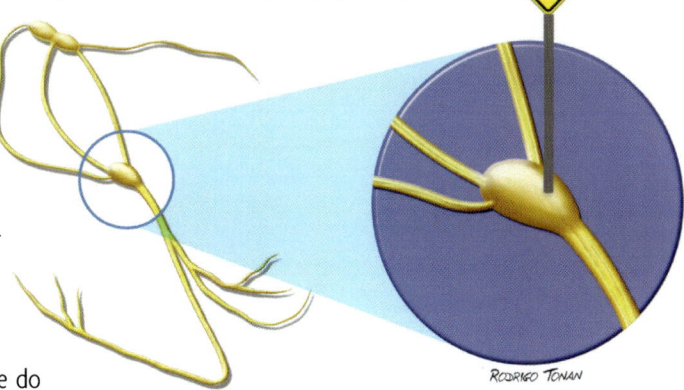

RODRIGO TONAN

FIGura 1.6
Nó atrioventricular. Estrutura que comunica eletricamente átrios e ventrículos. Determina um retardo na condução para evitar que a sístole atrial coincida com a sístole ventricular.

A despolarização do músculo ventricular produz o complexo QRS (Figura 1.7).

As células presentes no feixe de His e seus ramos são as características células de Purkinje. Elas estão adaptadas para a condução rápida do impulso elétrico.

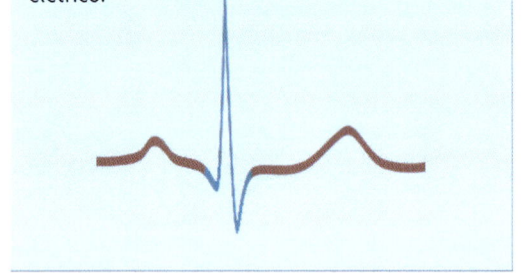

FIGURA 1.7

Ilustração do complexo QRS. Corresponde à ativação do septo interventricular, das paredes livres e das porções basais dos ventrículos.

A despolarização atrial é seguida pela sua repolarização (onda Tp ou Ta), mas esta normalmente não é evidente no ECG. A repolarização ventricular, que se segue ao complexo QRS, é claramente registrada no ECG, originando a onda T (Figura 1.8).

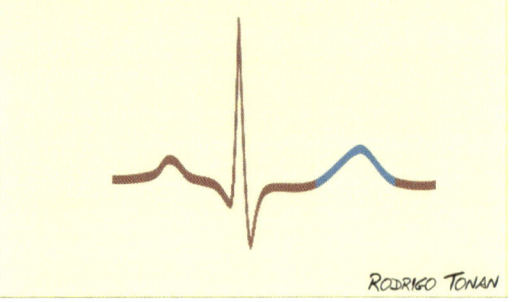

FIGURA 1.8

Ilustração da onda T. Uma deflexão do eletrocardiograma que corresponde à repolarização dos ventrículos.

ANATOMIA CORONÁRIA

As artérias coronárias são os primeiros ramos que emergem da aorta, logo acima do plano valvar aórtico, por trás das cúspides esquerda e direita da valva aórtica.

Há duas coronárias principais, a coronária esquerda (CE) e a coronária direita (CD) (Figura 1.9), as quais fornecem o suprimento sanguíneo ao miocárdio.

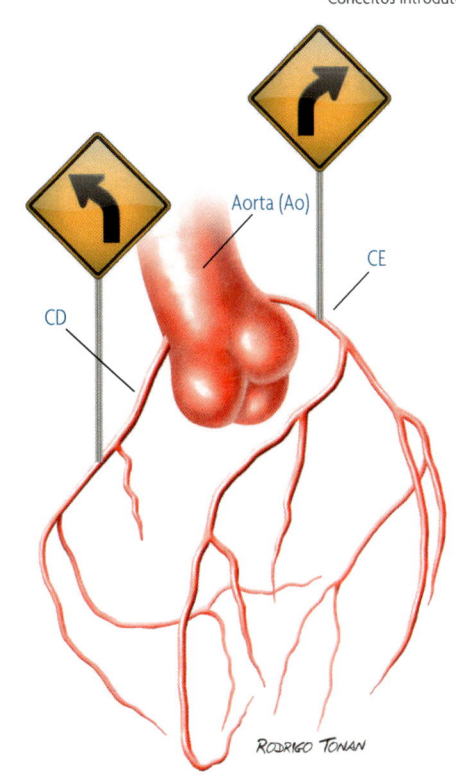

FIGURA 1.9
Artérias coronárias esquerda (CE) e direita (CD).

ANATOMIA DA CORONÁRIA ESQUERDA

A CE origina-se no seio de Valsalva esquerdo, com um trajeto posterior ao tronco pulmonar (Figura 1.10). Inicia-se com um segmento mais calibroso, que é denominado de tronco da coronária esquerda (TCE).

O TCE bifurca-se para originar as artérias descendente anterior e circunflexa. Em alguns casos, ocorre uma trifurcação originando-se um ramo chamado diagonalis (Dglis).

A artéria descendente anterior (DA) gera os ramos septais e os diagonais.

A circunflexa (Cx) emite ramos marginais esquerdos (ME). Em poucos casos, a Cx pode ocupar o sulco interventricular posterior, caracterizando uma dominância do tipo esquerdo e, nesse caso, esse ramo recebe o nome de ventricular posterior da coronária esquerda (VPE).

A CE é responsável pela irrigação da parede anterolateral do ventrículo esquerdo, do átrio esquerdo e da porção anterior do septo interventricular.

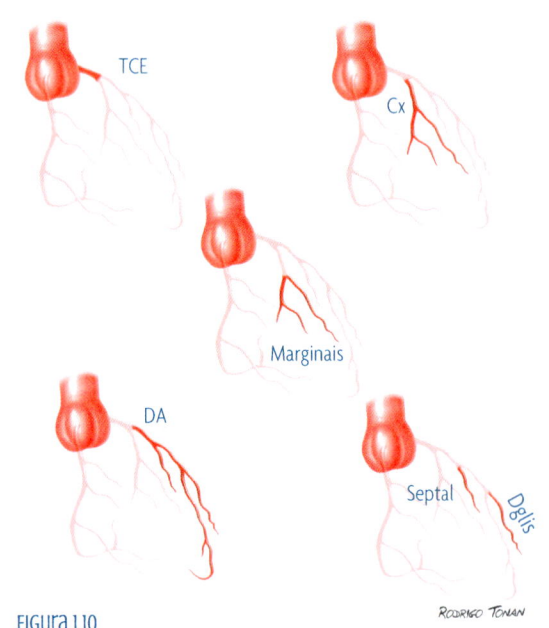

FIGURA 1.10

Artéria coronária esquerda. TCE: tronco da coronária esquerda; Cx: artéria circunflexa; DA: artéria descendente anterior; Dglis: diagonalis.

ANATOMIA DA CORONÁRIA DIREITA

A CD dá origem a vários ramos ventriculares direitos (marginais direitos – MD), ramos para o NAV, artéria do nódulo sinoatrial (60% dos casos) e ramos atriais. Distalmente, ela se bifurca em artérias descendente posterior direita (DPD) e ventricular posterior direita (VPD), conforme a Figura 1.11.
Em cerca de 90% dos pacientes, a CD passa através do sulco AV para o sulco interventricular posterior e torna-se a DP, caracterizando um padrão de circulação denominado dominância direita.

A CD se encarrega da irrigação do átrio e do ventrículo direitos, da porção posterior do septo interventricular, do NSA e do NAV e, ainda, de parte da região posterior do ventrículo esquerdo.

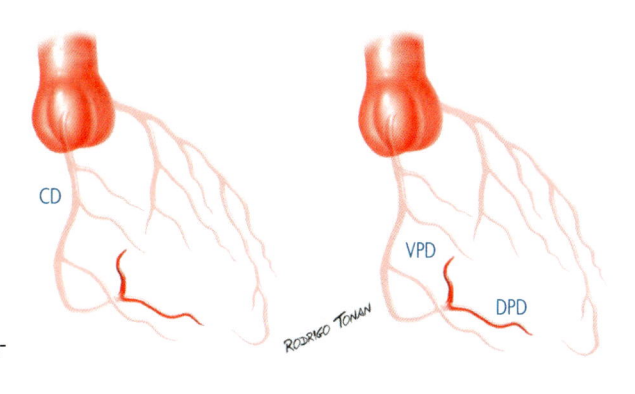

Figura 1.11
Artéria coronária direita (CD). VPD: artéria ventricular posterior direita; DPD: artéria descendente posterior direita.

DOMINÂNCIA CORONÁRIA

A dominância coronária é determinada pela artéria coronária que emite o ramo interventricular posterior. A dominância pode ser direita, esquerda ou balanceada (Figura 1.12).

A dominância direita ocorre em aproximadamente 70% dos casos.

Nos casos em que o sulco interventricular posterior é irrigado pela CE, considera-se que o padrão dominante é do tipo esquerdo, o que ocorre em cerca de 20% dos casos.

O padrão de dominância balanceado ocorre em cerca de 10% dos casos, nos quais a CD e a CE atingem a *crux cordis* (ponto de encontro do sulco coronário com os sulcos interatrial e interventricular), sendo a CD responsável pela irrigação da porção posterior do septo interventricular e a CE, por toda a porção posterior do ventrículo esquerdo.

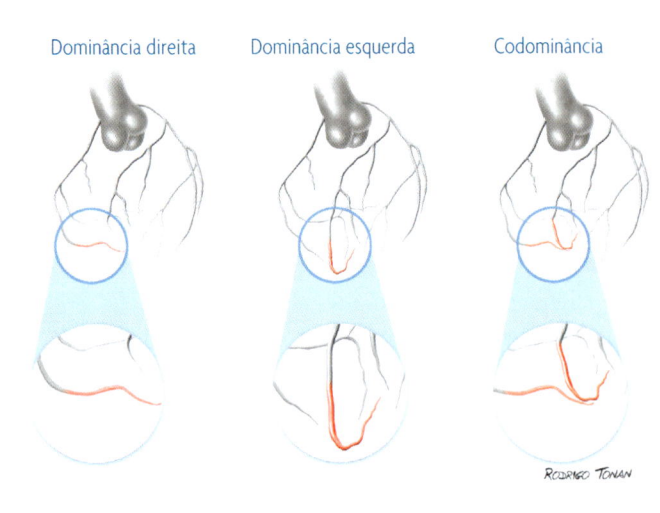

FIGUra 1.12
Esquema ilustrativo dos padrões de dominância coronária.

A perfusão sanguínea do NSA ocorre, principalmente, através da artéria do nó sinusal que se origina, em 60% dos casos, da artéria CD; nos outros 40%, da artéria Cx.

O NAV recebe suprimento sanguíneo duplo, proveniente da artéria DA e da artéria descendente posterior (que se origina, em 85% dos casos, da artéria CD e, em 15%, da CE).

A irrigação do NAV se faz através da sua artéria, um ramo da artéria descendente posterior.

O feixe de His é irrigado pela artéria do NAV, no primeiro ramo septal da DA. O suprimento sanguíneo das divisões dos ramos se faz através de ramos septais da DA e em diferentes graus da artéria do NAV.

A porção distal do fascículo posterior do ramo esquerdo é suprida por ramos septais provenientes tanto da DA quanto da descendente posterior (Figura 1.13).

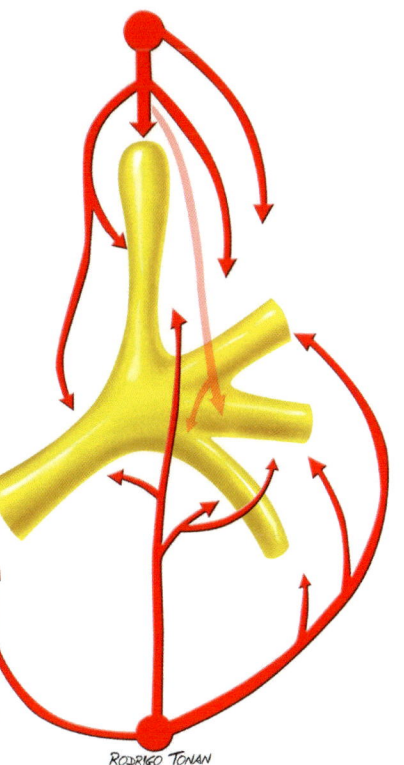

FIGura 1.13
Esquema ilustrativo da irrigação sanguínea do sistema excitocondutor cardíaco.

RODRIGO TONAN

SEGMENTAÇÃO MIOCÁRDICA, NOMENCLATURA E CORRELAÇÃO ANATÔMICA

Quando a perfusão do miocárdio é analisada, divide-se classicamente o ventrículo esquerdo em três cortes, perpendiculares ao eixo maior do coração: basal, médio e apical (Figura 1.14). Cada corte é, então, dividido em segmentos. No total, são 17 segmentos para a avaliação da cavidade ventricular esquerda (Tabela 1.1).

Tabela 1.1   Nomenclatura dos segmentos miocárdicos

Segmentos basais	Segmentos médios	Segmentos apicais
1. Anterior	7. Anterior	13. Anterior
2. Anterosseptal	8. Anterosseptal	14. Septal
3. Inferosseptal	9. Inferosseptal	15. Inferior
4. Inferior	10. Inferior	16. Lateral
5. Inferolateral	11. Inferolateral	17. Ápice
6. Anterolateral	12. Anterolateral	

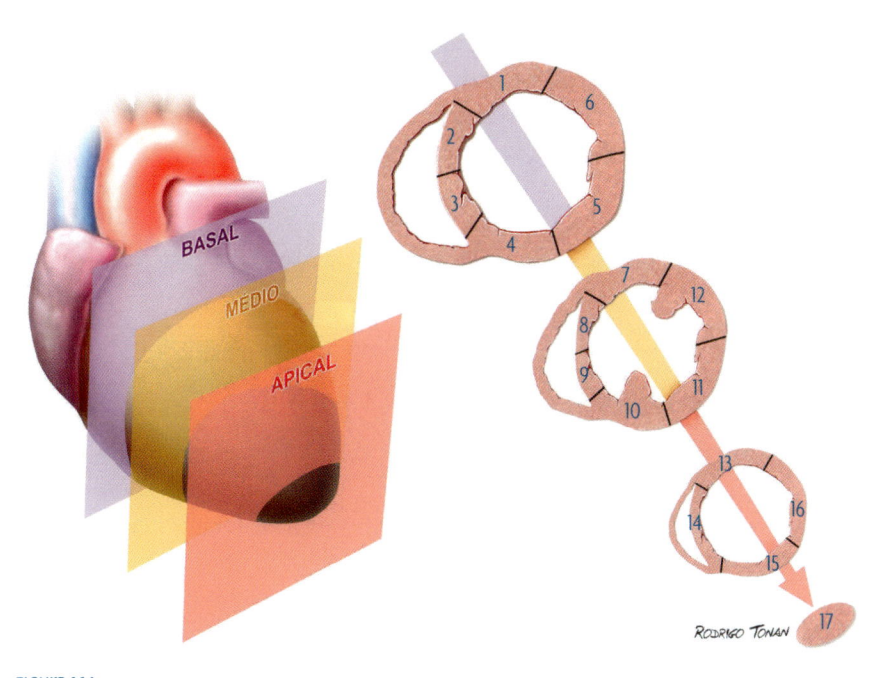

FIGURA 1.14
Esquema ilustrativo da segmentação do miocárdio ventricular esquerdo (eixo curto ou menor).

Cada um dos 17 segmentos pode ser correlacionado ao território de irrigação das principais artérias coronárias (Tabela 1.2):

- A artéria coronária DA é responsável pela irrigação dos segmentos 1, 2, 7, 8, 13, 14 e 17.
- Já a CD, quando dominante, irriga diretamente os segmentos 3, 4, 9, 10 e 15.
- E a artéria Cx esquerda contribui para a irrigação dos segmentos 5, 6, 11, 12 e 16.

Tabela 1.2 Correlação dos territórios de irrigação com os segmentos miocárdicos do ventrículo esquerdo

Coronária	Segmentos irrigados
Descendente anterior	1, 2, 7, 8, 13, 14, 17
Coronária direita	3, 4, 9, 10, 15
Circunflexa	5, 6, 11, 12, 16

TIPOS DE INFARTO E CORRELAÇÃO ELETROCARDIOGRÁFICA

Infarto do miocárdio (septal)
Ondas q nas derivações V1 e V2 caracterizam o infarto da região septal que, geralmente, é causado por oclusão do ramo septal ou da porção distal do ramo diagonal, que deriva da DA.

Infarto do miocárdio (médio anterior)
Tipicamente, este infarto apresenta onda q anormal nas derivações aVL e, algumas vezes, também em DI, V1 e V2, poupando as derivações V5 e V6. Esse tipo de infarto, frequentemente, é causado por oclusão do primeiro ramo da diagonal, que se origina da DA.

Infarto do miocárdio anterior (apical)
Caracteriza-se por alterações eletrocardiográficas que acometem V3 e V4 e, às vezes, V5 e V6 e resulta da oclusão do terço médio da artéria coronária DA. Classicamente, não há ondas q patológicas em aVL e DI.
Nos casos de infarto apical, frequentemente, ocorre uma extensão para as paredes septal e anterior, mas nunca para a lateral.

Infarto anterior extenso

Este infarto resulta, essencialmente, da combinação dos tipos septal, médio e apical. O ECG documenta, nesse caso, ondas q patológicas em todas as derivações precordiais (V1 a V6).

Infarto do miocárdio lateral

Neste tipo de infarto, notam-se ondas R amplas em V1 e V2, que são consideradas equivalentes às ondas Q. Ondas Q patológicas em DI, aVL e V5 e V6 também podem ser documentadas. A causa desse tipo de infarto é a oclusão da artéria Cx (não dominante) ou de um dos seus ramos marginais.

Infarto inferior

Neste tipo de infarto, o ECG mostra ondas q nas derivações DII, DIII e aVF, mas sem o aumento das ondas R nas derivações V1 e V2.

Como da descendente posterior originam-se ramos que suprem uma porção do septo interventricular, essa região pode ser envolvida nos infartos inferiores.

A oclusão da artéria CD é reponsável por esse tipo de infarto em 90% dos casos, e a oclusão da Cx resulta nos demais 10%, dependendo do tipo de dominância.

Quando a artéria CD ou a Cx são codominantes e a oclusão é proximal, o infarto pode acometer ambas as paredes inferior e lateral (infarto inferolateral).

Observações

- O anteriormente denominado infarto posterior, atualmente, deve ser chamado de infarto lateral. Já o infarto lateral alto deve ser denominado infarto médio anterior.
- Os termos posterior e lateral alto são inapropriados e devem ser abandonados.

O ELETROCARDIOGRAMA NORMAL

Augusto Hiroshi Uchida

Natanael Vilela Morais

Valério Marcelo Vasconcelos do Nascimento

- Derivações e sistemas de registro
- Interpretação elementar

DERIVAÇÕES E SISTEMAS DE REGISTRO

O eletrocardiograma (ECG) de repouso convencional é realizado, rotineiramente, com 12 derivações, sendo 6 do plano frontal (PF) e 6 do plano horizontal (PH).

- As derivações do PF são categorizadas em 3 bipolares (DI, DII, DIII) e 3 unipolares (aVR, aVL e aVF).
- As derivações do PH são: V1, V2, V3, V4, V5 e V6.

Derivação eletrocardiográfica é a linha que une dois eletrodos. Ela corresponde ao registro obtido por um eletrodo posicionado em qualquer ponto do corpo. Normalmente, os eletrodos são colocados na superfície do tórax e dos membros.

No registro do ECG de repouso, usam-se 12 derivações para registrar a atividade elétrica cardíaca em vários ângulos diferentes.

Eventualmente, podem ser utilizadas as derivações precordiais adicionais para melhor visualização da região mais posterior do coração (V7 e V8) e do ventrículo direito (V3R e V4R).

Observação
- Derivações devem ser entendidas como pontos de vista diferentes para melhor visualização da atividade elétrica do coração.

O ECG de repouso convencional é registrado após o posicionamento dos eletrodos segundo convenção universal (Figuras 2.1 a 2.3).

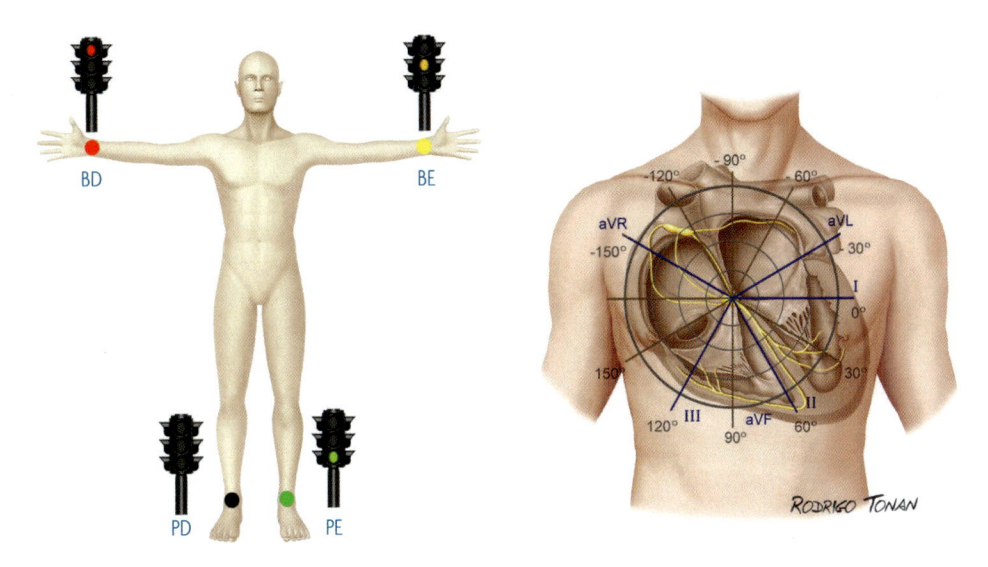

FIGUra 2.1
Para o registro das derivações do plano frontal, são posicionados eletrodos nos membros superiores e inferiores. BD: braço direito; BE: braço esquerdo; PD: perna direita; PE: perna esquerda.

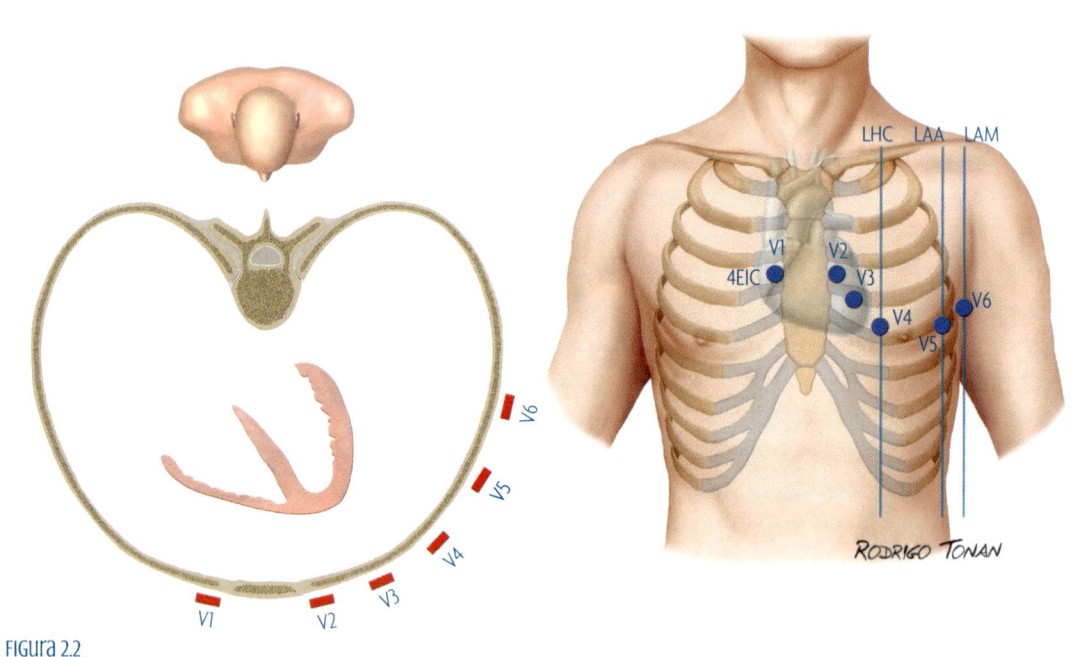

FIGURA 2.2
Para o registro das derivações do plano horizontal, são posicionados eletrodos na superfície do tórax. EIC: espaço intercostal; LHC: linha hemiclavicular; LAA: linha axilar anterior; LAM: linha axilar média.

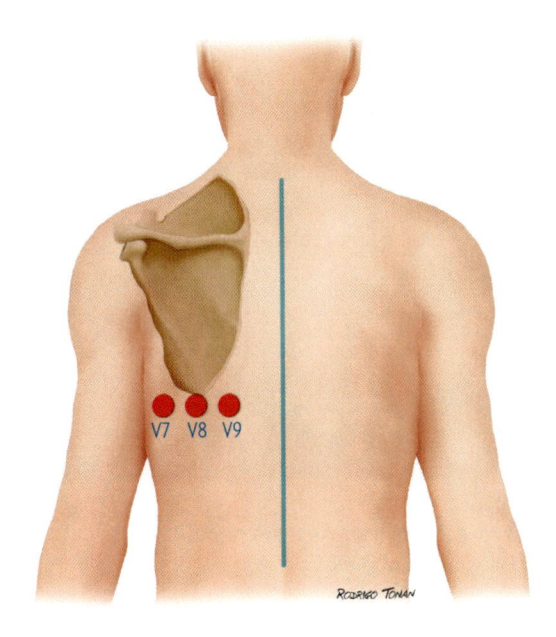

FIGURA 2.3a
Para o registro das derivações adicionais do plano horizontal
(V7 a V9), são posicionados eletrodos na região dorsal do tórax.

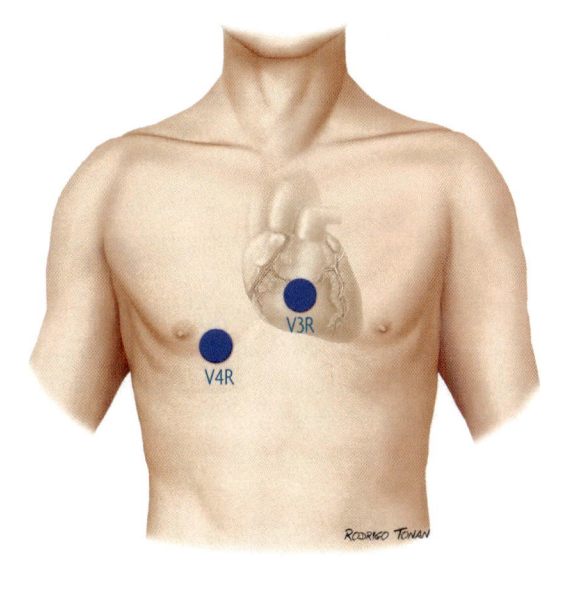

FIGURA 2.3b
Para o registro das derivações adicionais do plano horizontal
(V3R a V4R), são posicionados eletrodos no hemitórax direito.

REGISTRO ELETROCARDIOGRÁFICO

O registro do ECG de repouso convencional é padronizado com uma calibração denominada de N, na qual 1 mV = 10 mm e a velocidade é de 25 mm/s.

Com a padronização, a menor unidade de área (menor quadrado) vale 1 mm do lado vertical e 0,04 s do lado horizontal (Figuras 2.4 a 2.6).

Em situações específicas, é possível alterar a padronização habitual do registro eletrocardiográfico. Por exemplo, quando é preciso identificar melhor uma deflexão do ECG, pode-se ampliar a calibração para 2 N e/ou aumentar a velocidade de registro para 50 mm/s.

Ou, quando as deflexões do ECG estão muito grandes, é possível reduzir a calibração pela metade, N/2.

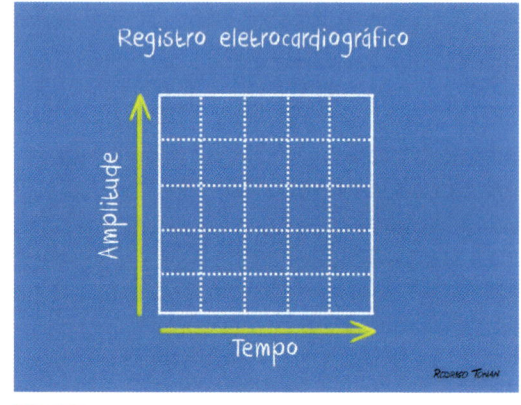

FIGURA 2.4
Padronização do registro e representação do papel quadriculado do ECG de repouso.

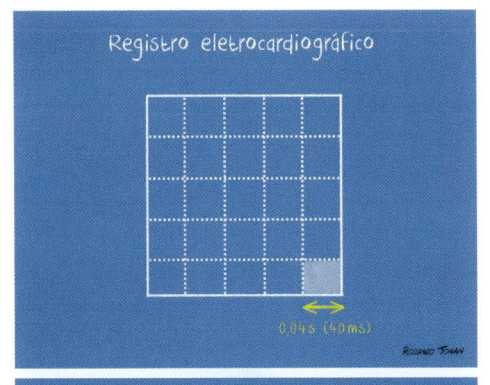

Com a velocidade de registro-
-padrão 25 mm/s, 1 quadradinho
vale 0,04 s na horizontal (Figura 2.5).

FIGURA 2.5
Padronização da velocidade de registro do ECG de repouso.

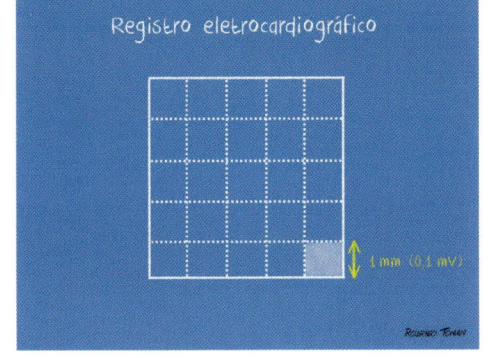

No padrão N, cada quadradinho vale
1 mm na vertical (Figura 2.6).

FIGURA 2.6
Padronização da amplitude de registro do ECG de repouso.

Em condições habituais, o papel corre a uma velocidade constante de 25 mm/s e, dessa forma, a distância de 1 mm que separa duas linha verticais corresponde a 40 ms (ou 0,04 s). A cada cinco linhas verticais, há linhas grossas, correspondentes a 200 ms (ou 0,20 s). A distância entre duas linhas grossas verticais corresponde a um quadrado grande (200 ms) equivalente a 20% ou 1/5 de 1 minuto; portanto, a cada cinco linhas grossas (25 finas), contabiliza-se 1 segundo ou 1.000 ms (Figuras 2.7 e 2.8).

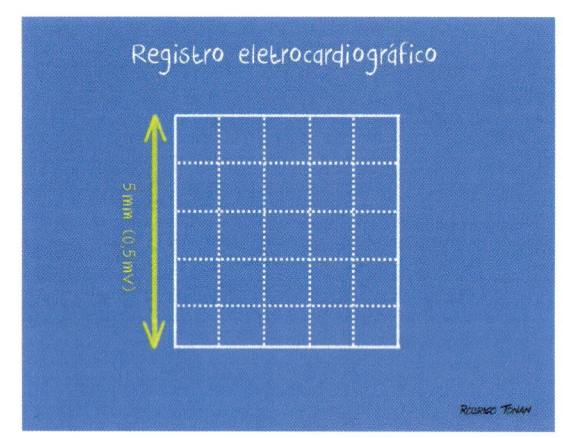

FIGURA 2.7
Amplitude de registro do ECG de repouso.

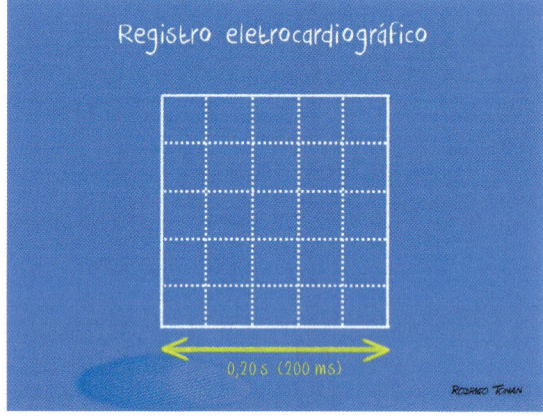

FIGURA 2.8
Velocidade de registro do ECG de repouso.

INTERPRETAÇÃO ELEMENTAR

O ECG de repouso é o registro gráfico sequencial da atividade elétrica gerada pelo coração.

Ele é obtido por meio de eletrodos posicionados em pontos padronizados na superfície corporal.

O ritmo sinusal é o habitual e caracteriza-se por onda P monofásica e positiva em D1, D2 e D3 e negativa em aVR.

A frequência cardíaca (FC) normal do adulto varia de 50 a 100 bpm. A onda P normal tem caráter monofásico, tem duração inferior a 80 ms (2 quadradinhos) e amplitude inferior a 2,5 mm. A onda de repolarização atrial (Ta), costumeiramente, não pode ser vista no ECG, pois coincide com a inscrição do complexo QRS.

A condução atrioventricular é representada, essencialmente, pelo intervalo PR, cujo valor normal varia de 0,12 a 0,20 s no adulto.

O complexo QRS dura, normalmente, até 0,12 s no adulto. Seu eixo normal varia de -30 a +110 graus no PF e para trás no PH, em que a onda R cresce progressivamente e a onda S decresce de V1 a V6.

O segmento ST, normalmente, é apenas uma linha isoelétrica.

A onda T tem morfologia assimétrica com porção inicial ascendente mais lenta com amplitude de até 6 mm no PF e de até 12 mm no PH.

A onda U, quando presente, tem mesma polaridade da onda T precedente, e sua voltagem, usualmente, é de até 10 a 25% da amplitude da onda T (Figura 2.9).

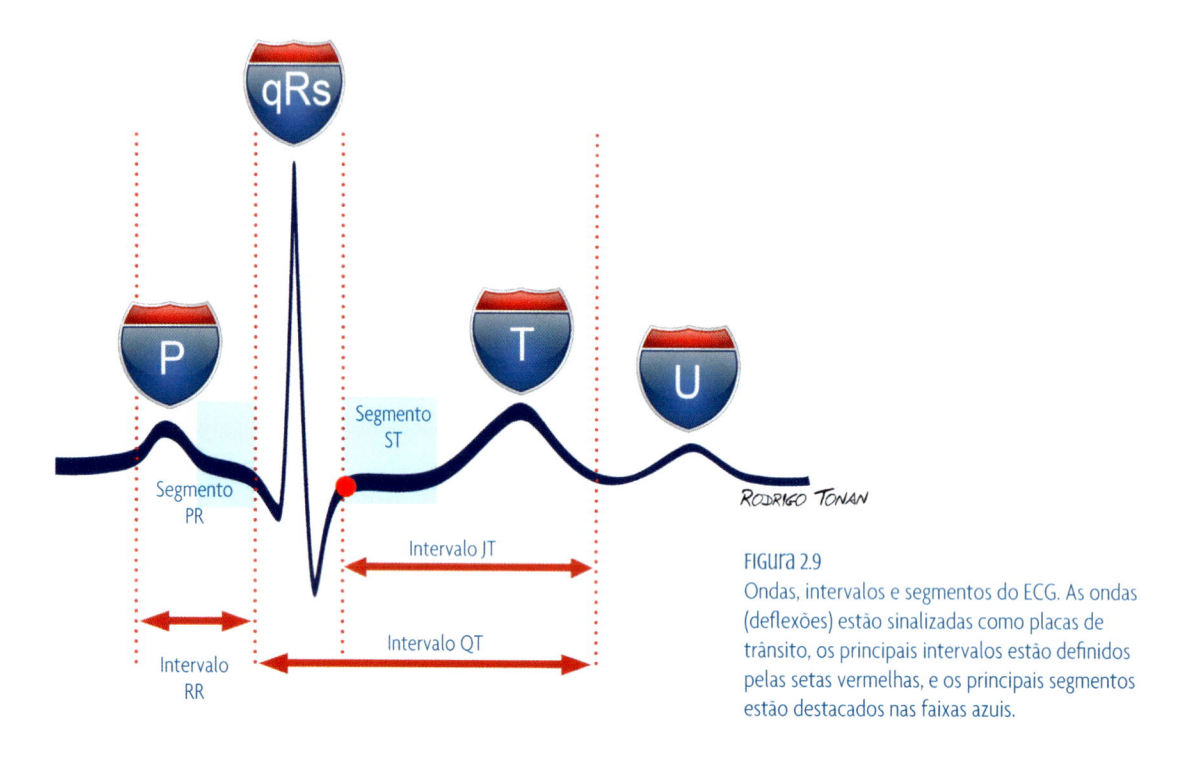

Figura 2.9

Ondas, intervalos e segmentos do ECG. As ondas (deflexões) estão sinalizadas como placas de trânsito, os principais intervalos estão definidos pelas setas vermelhas, e os principais segmentos estão destacados nas faixas azuis.

OS PRINCIPAIS INTERVALOS DO ELETROCARDIOGRAMA

Na prática, os principais intervalos avaliados no traçado eletrocardiográfico são:

- PRi ou PQ: vai do início da onda P ao começo do complexo QRS. Representa o tempo que o estímulo elétrico leva para atingir os ventrículos partindo do NSA.
- QT: é a sístole elétrica. Corresponde aos tempos de despolarização e repolarização dos ventrículos. Mais bem avaliado em aVL para não incluir a onda U. Deve ser corrigido, usualmente, com base no valor da FC.
- JT: é a distância entre o ponto J (fim do QRS) e o final da onda T. Deve ser avaliado, principalmente, em portadores de distúrbios da condução intraventricular. Este intervalo pode ser obtido pela subtração: QT (duração) - QRS (duração). Também pode ser corrigido pelas mesmas fórmulas aplicadas para a correção do intervalo QT.
- RR: é a distância entre os ápices de duas ondas R sucessivas. Intervalo que define a frequência de ativação ventricular.
- PP: é a distância entre os ápices de duas ondas P sucessivas. Intervalo que define a frequência de ativação atrial.

O ritmo sinusal é definido pela presença de onda P monofásica e positiva em D1, D2 e D3 e negativa em aVR (Figura 2.10).

O NSA comanda o ritmo do coração, pois é ele que possui o maior automatismo, ou seja, deflagra estímulos elétricos com maior frequência, subjugando os demais grupos de células marca-passo do coração. O NSA gera estímulos com frequência média de 75 bpm; o nó atrioventricular (NAV) gera estímulos com frequência média de 50 bpm; e o sistema His-Purkinje gera estímulos com frequência média de 35 bpm.

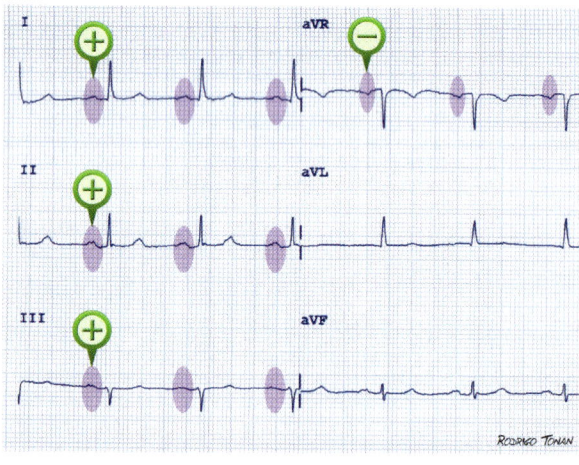

FIGUra 2.10
Ritmo sinusal é o ritmo normal do coração originado pelo nó sinoatrial. Sua frequência normal no adulto em repouso varia de 50 a 100 bpm.

Cálculo da frequência cardíaca

A FC pode ser estimada no ECG em batimentos por minuto (bpm) conforme algumas regras práticas:

- Regra dos 300: basta dividir 300 pelo número de 5 quadrados (que perfazem 0,20 s) que contêm o intervalo RR ou PP.
- Regras dos 1.500: basta dividir 1.500 pelo número de quadrados menores (unidade menor = 0,04 s) que contêm o intervalo RR ou PP.

A FC pode, ainda, ser estimada pelo método sequencial (Figura 2.11):

1. Encontre uma deflexão (onda P ou R) que coincida com uma linha mais escura do quadriculado.
2. Atribua às próximas seis linhas mais escuras os seguintes números: 300, 150, 100, 75, 60, 50.
3. Encontre a próxima deflexão (onda P ou R).
4. Calcule a frequência com base no número atribuído à linha escura mais próxima da sequência numérica que contém o próximo complexo QRS.

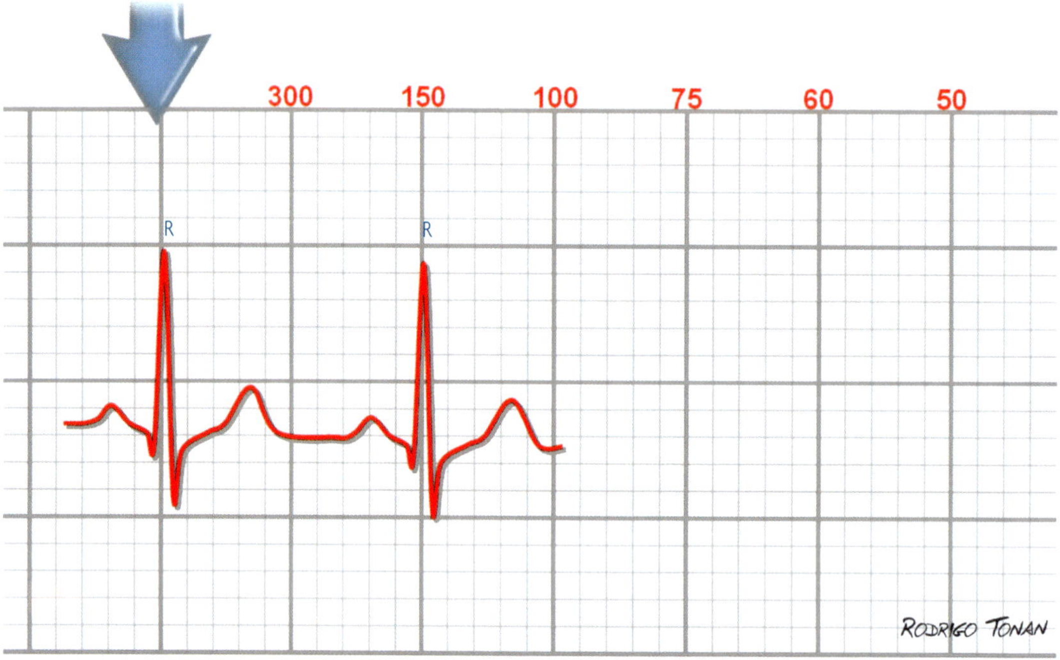

FIGURA 2.11
Exemplo e estimativa da FC pelo método sequencial. No caso, a FC estimada é de 150 bpm.

A onda P

Representa a onda de despolarização da câmara biatrial (Figura 2.12).

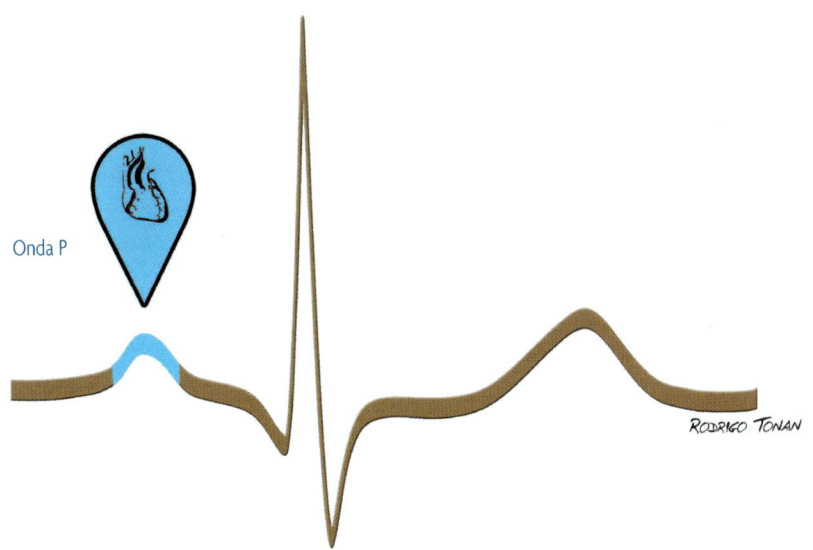

Onda P

FIGura 2.12
A onda P representa a ativação dos átrios direito e esquerdo.

Onda P bífida ou bimodal (Figuras 2.13 e 2.14)

A amplitude ou voltagem normal da onda P varia de 0,5 mm a 2,5 mm, e sua duração não deve ultrapassar 80 ms ou dois quadradinhos.

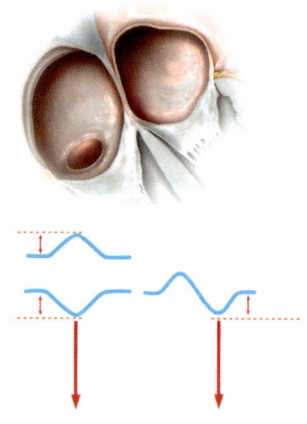

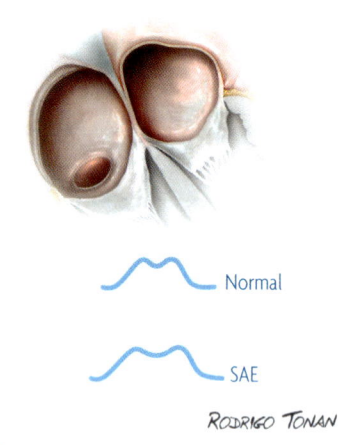

FIGura 2.13
A onda P normal tem caráter monofásico com polaridade positiva, mas pode ser, usualmente, bifásica em V1 e negativa em aVR.

FIGura 2.14
A onda P normal pode ser bífida (com entalhes) desde que sua duração seja normal. Quando tem duração aumentada, então há SAE (sobrecarga atrial esquerda).

Morfologia da onda P

O aspecto da onda P é arredondado e monofásico, podendo existir pequenos entalhes, e a distância entre esses entalhes não deve ser grande. Entalhes na onda P com distância entre os ápices de 40 ms (0,04 s) ou mais indicam sobrecarga atrial esquerda (SAE) ou distúrbio de condução interatrial parcial pelo feixe de Bachman (Figura 2.15).

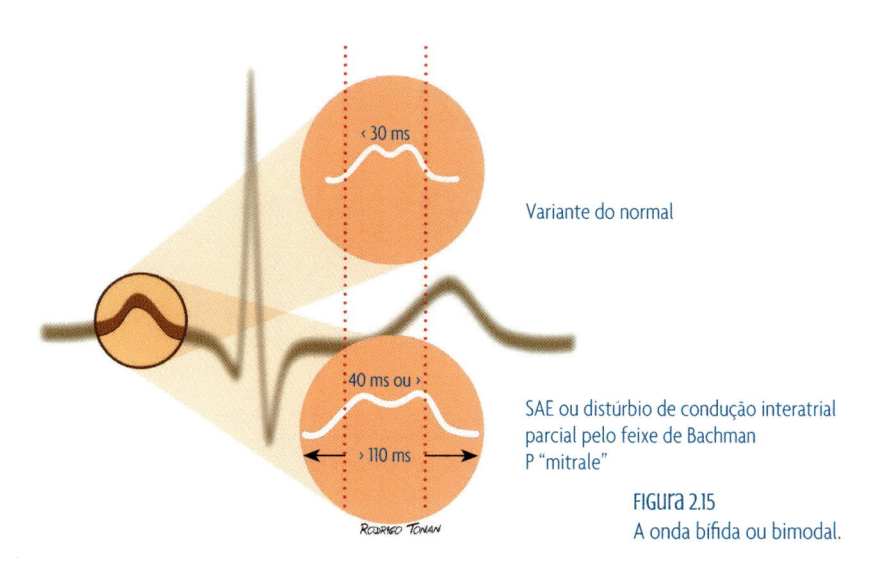

‹ 30 ms

Variante do normal

40 ms ou ›

› 110 ms

SAE ou distúrbio de condução interatrial parcial pelo feixe de Bachman
P "mitrale"

FIGUra 2.15
A onda bífida ou bimodal.

Onda Ta ou TP

Onda não visível normalmente, pois fica oculta pelo QRS (Figura 2.16). Representa a repolarização atrial. A sua polaridade é oposta à da onda P, e sua magnitude é de 100 a 200 mμV. Eventualmente, pode aparecer no segmento ST na forma de uma depressão côncava dele. Durante o exercício, pode ocasionar depressão do segmento ST e simular isquemia miocárdica – o chamado teste falso-positivo.

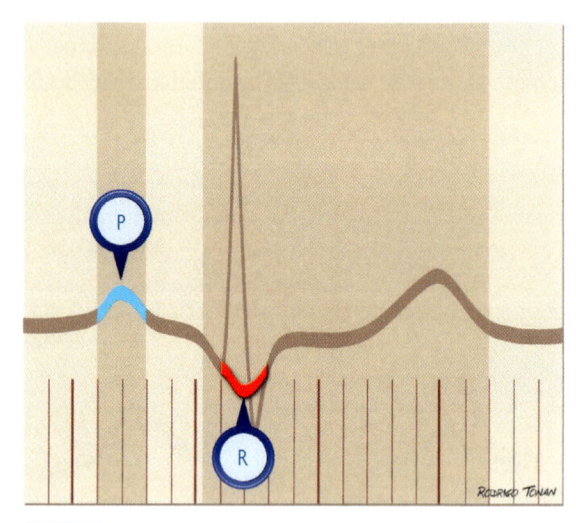

FIGURA 2.16
A onda de repolarização atrial (Ta) que, habitualmente, não é visível no ECG de repouso, pois se inscreve simultaneamente ao complexo QRS.

O intervalo PR (Figura 2.17)

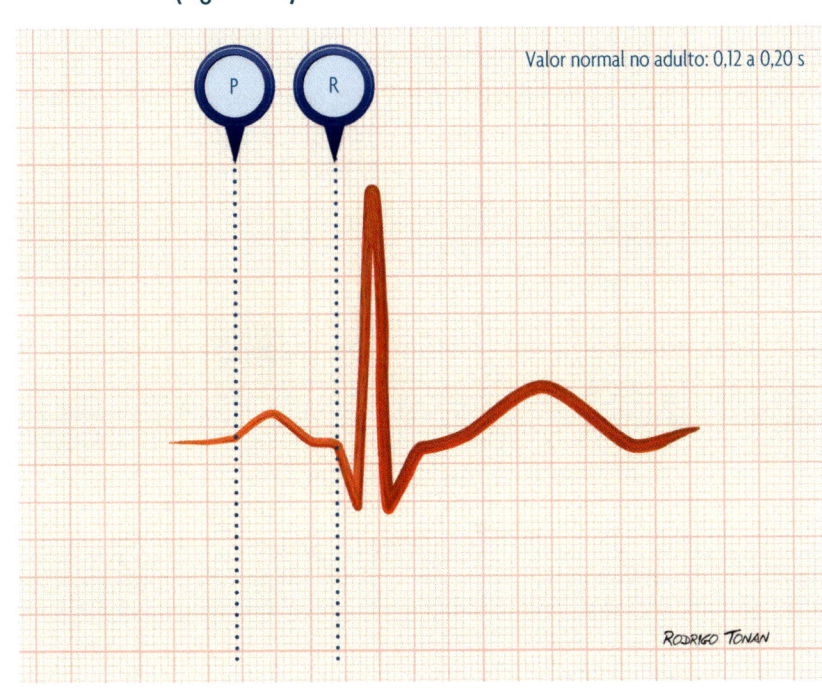

Valor normal no adulto: 0,12 a 0,20 s

RODRIGO TONAN

FIGURA 2.17
O intervalo PR deve ser considerado do início da onda P ao início do complexo QRS.

O complexo QRS

O complexo QRS é um conjunto de deflexões que representam a despolarização (ativação) dos ventrículos direito e esquerdo (Figura 2.18). Sua duração não deve ultrapassar 0,12 s. Considera-se baixa a voltagem nas derivações do PF se nenhuma onda do complexo QRS exceder 5 mm (1 quadrado grande ou 5 pequenos no sentido vertical). No PH, baixa voltagem é caracterizada se nenhuma onda do complexo QRS ultrapassar 10 mm.

A orientação do complexo QRS (SAQRS) deve ser avaliada no PF e no PH. No PF, avalia-se o SAQRS para a direita ou para a esquerda. No PH, avalia-se o SAQRS para a frente ou para trás.

Para melhor caracterizar o SAQRS no PF, procure um QRS isodifásico: o SAQRS estará definido numa derivação perpendicular à derivação com QRS isodifásico.

No PH, avalie V1. Se o complexo QRS for predominantemente positivo, o SAQRS está para a frente. Se o complexo QRS for predominantemente negativo, o SAQRS está para trás (normal).

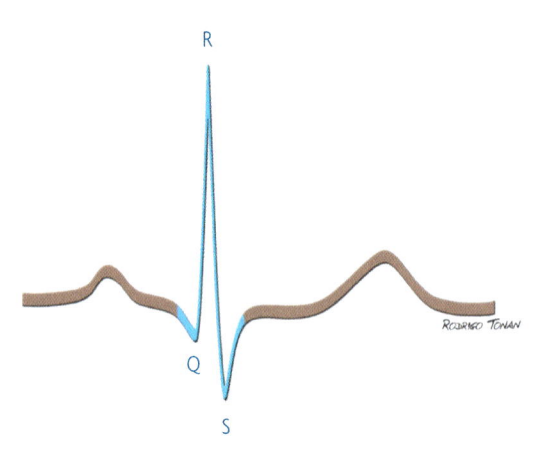

FIGURA 2.18
Representação do complexo QRS e sua apresentação conforme a derivação do ECG.

A nomenclatura das deflexões do complexo QRS está ilustrada nas Figuras 2.18 (a, b, c) e 2.19.

Onda Q ou q

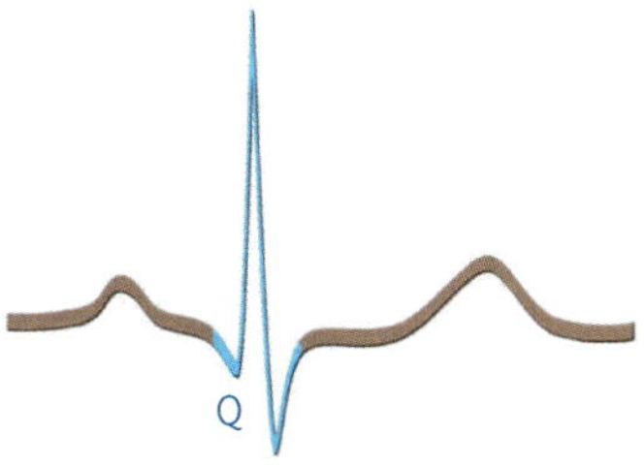

Primeira deflexão negativa da despolarização ventricular (do QRS) seguida de uma deflexão positiva r ou R. Se isolada, será QS.

FIGURA 2.18a

Onda R ou r

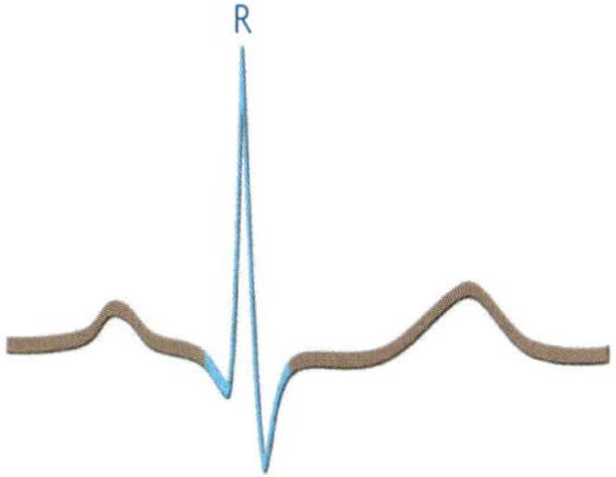

Onda R, R' e R'': primeira, segunda e terceira deflexão positiva do QRS ou despolarização ventricular.
Onda R ou r: primeira onda positiva do complexo QRS precedida ou não de Q ou q e sucedida ou não de S ou s.

FIGURA 2.18b

Onda S ou s

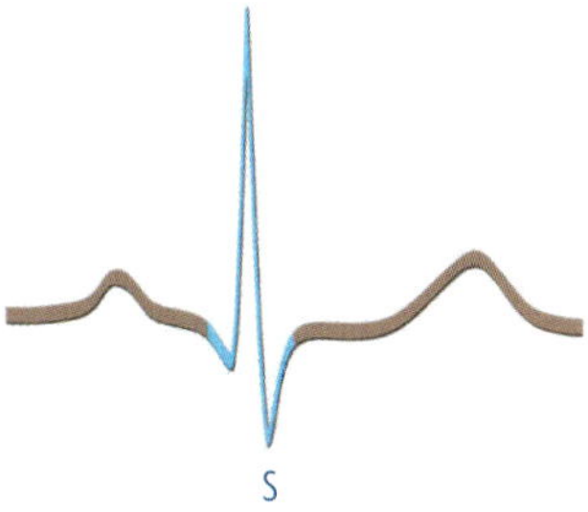

Ondas s, S' e S: primeira, segunda e terceira deflexão negativa após a primeira, segunda ou terceira onda positiva do QRS.

FIGURA 2.18c

A morfologia do QRS varia conforme a derivação, o biotipo e as diversas condições que afetam o coração.

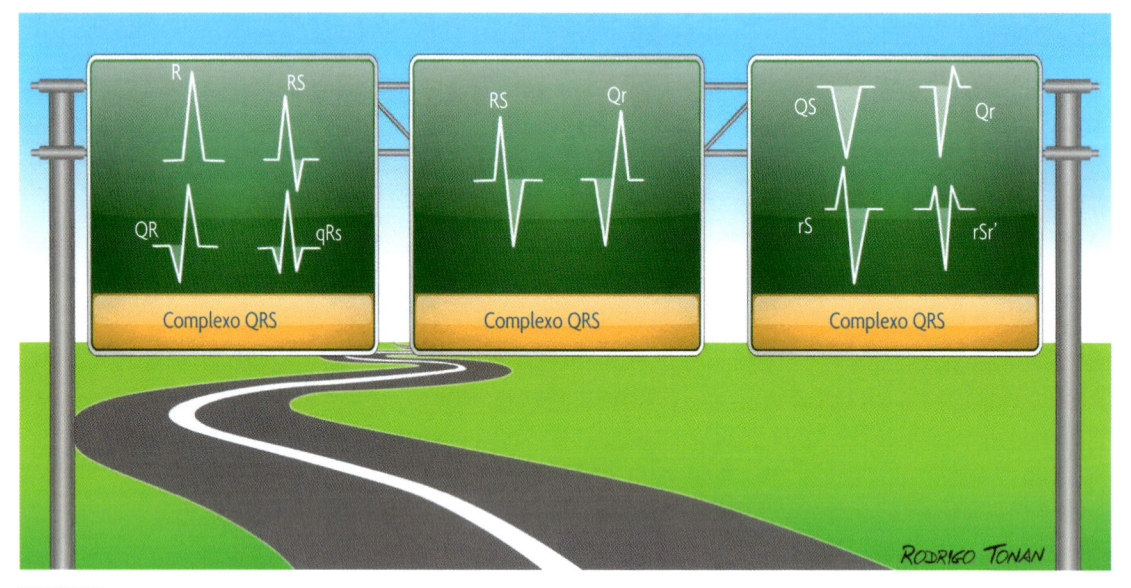

FIGUra 2.19
Nomenclatura do complexo QRS. Definir a deflexão como maiúscula ou minúscula depende da sua amplitude e/ou duração em relação às demais deflexões do complexo QRS.

ORIENTAÇÃO DO SAQRS

A orientação do eixo do QRS (SAQRS) deve ser avaliada no PF e no PH. No PF, em virtude de uma premissa incorreta, considerou-se que o coração encontrava-se no centro do tórax, quando, na verdade, ele está desviado para a esquerda; ocorre uma margem de erro estimada em 20 graus. Assim, o mais importante não é definir exatamente onde está posicionado o SAQRS no PF e sim se ele se encontra dentro de uma faixa normal. No PH, o SAQRS pode ser avaliado simplesmente pela análise da predominância das ondas do complexo QRS na derivação V1.

Orientação do SAQRS no plano frontal

A orientação do eixo do QRS no PF define a localização do principal vetor de despolarização ventricular para cima ou para baixo, para a esquerda ou para a direita (Figuras 2.20 a 2.24).

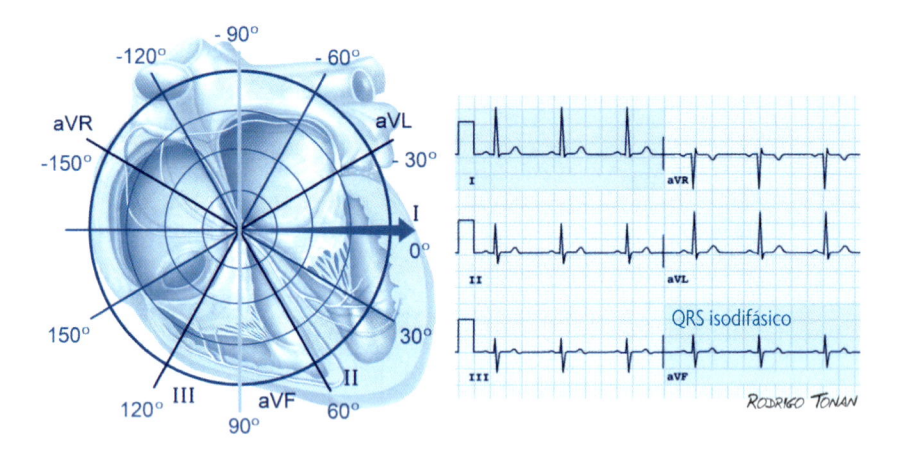

FIGURa 2.20

Caracterização do SAQRS no plano frontal: um QRS isodifásico em aVF define o SAQRS em DI (zero grau).
Encontrando um complexo QRS isodifásico, automaticamente localiza-se o SAQRS na derivação perpendicular a ela. O habitual é que o SAQRS esteja localizado entre -30 graus e + 110 graus.

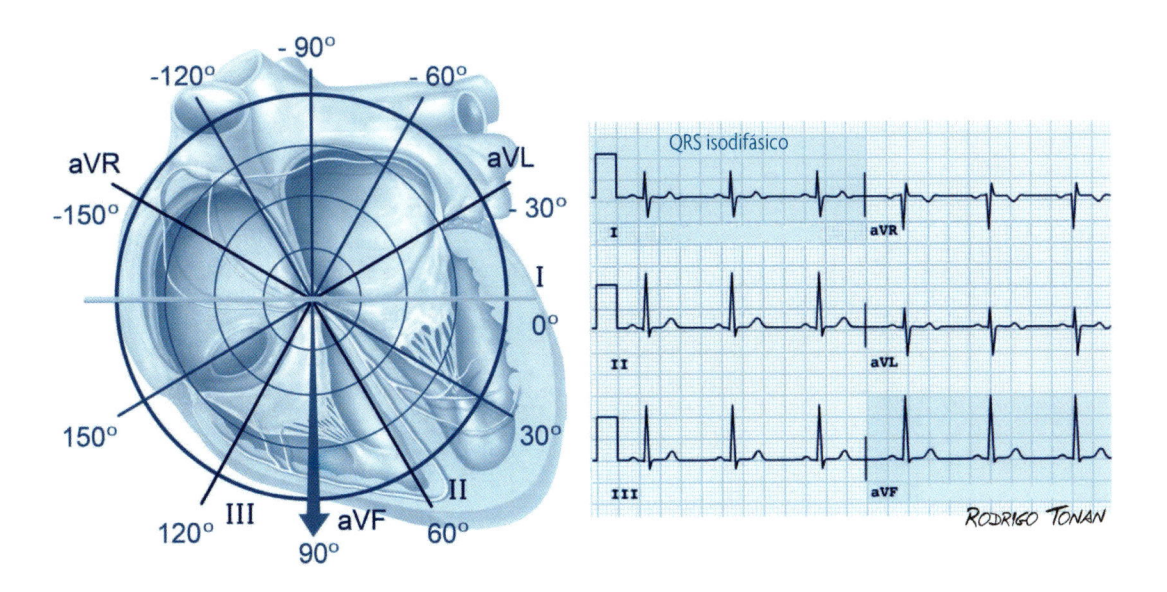

FIGUra 2.21
Caracterização do SAQRS no plano frontal: um QRS isodifásico em DI define o SAQRS em aVF (90 graus).

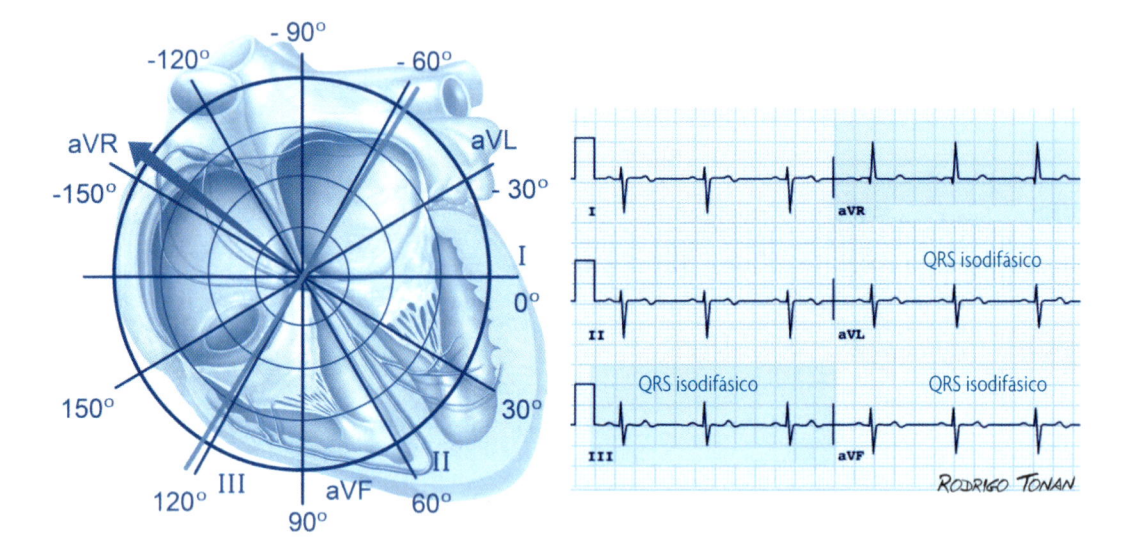

FIGURA 2.22
Caracterização do SAQRS no plano frontal: um QRS isodifásico em duas ou mais derivações caracteriza SAQRS indeterminado no plano frontal.

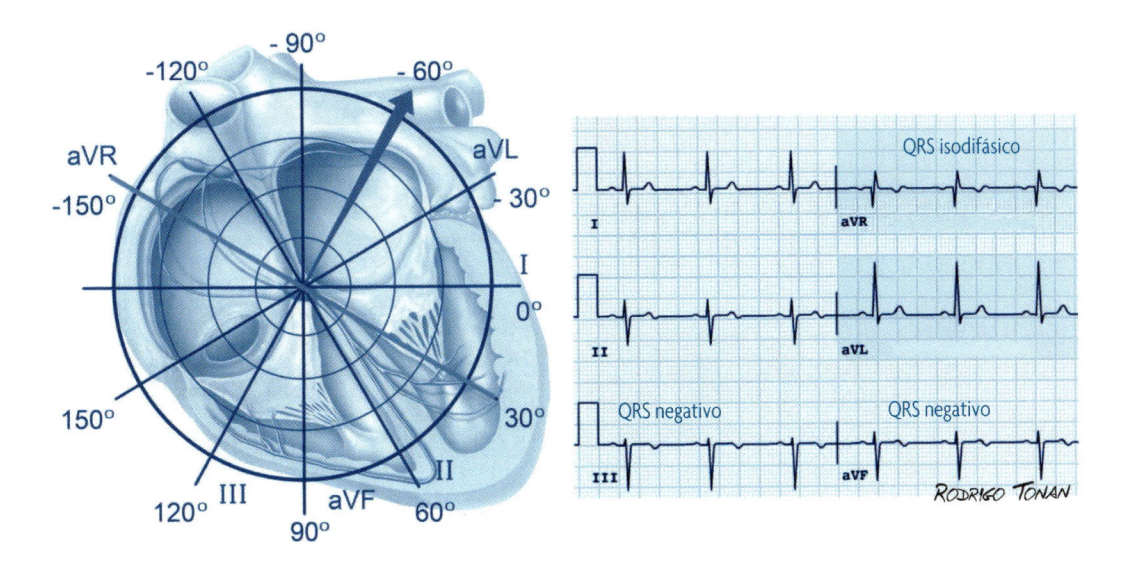

FIGUra 2.23
Caracterização do SAQRS no plano frontal: QRS predominantemente negativo em DIII e aVF e isodifásico em aVR caracteriza um extremo desvio do SAQRS para a esquerda.

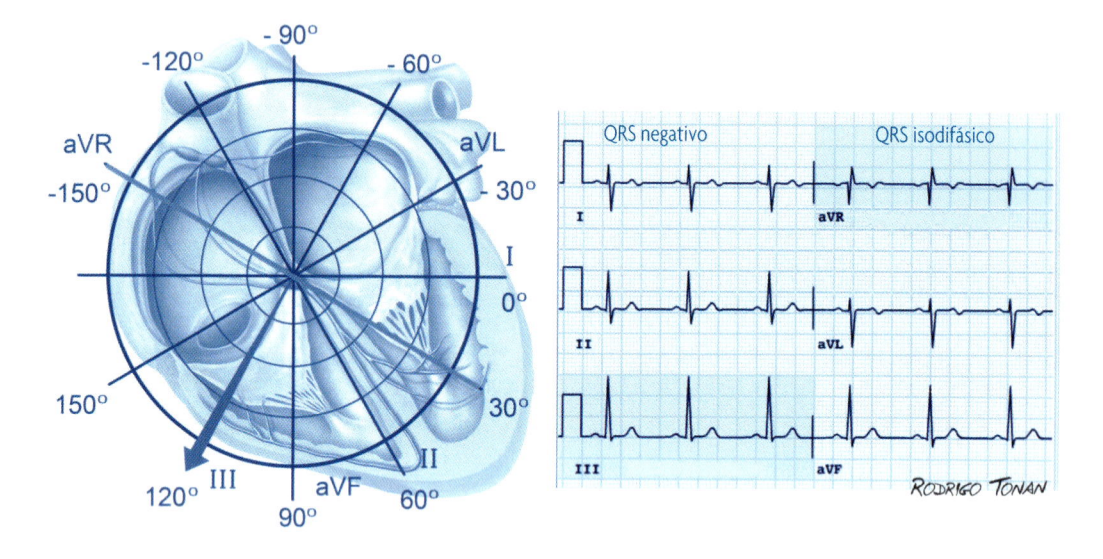

FIGURA 2.24

Caracterização do SAQRS no plano frontal: QRS predominantemente negativo em DI, positivo em DII e DIII e isodifásico em aVR caracteriza um extremo desvio do SAQRS para a direita.

Orientação do SAQRS no plano horizontal

A orientação do eixo do QRS no plano horizontal define a localização do principal vetor de despolarização ventricular para a frente ou para trás (Figura 2.25).

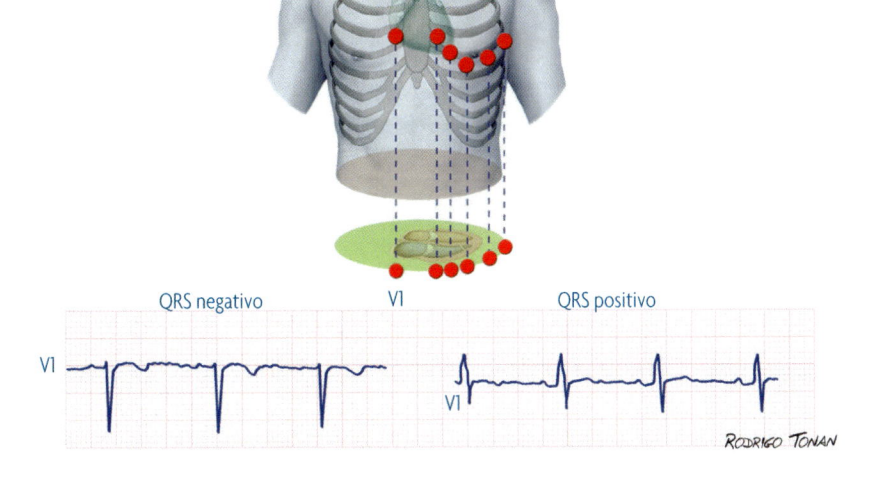

FIGUra 2.25
Quando o QRS é predominantemente negativo, o SAQRS está orientado para trás (normal). Quando o QRS é predominantemente positivo, o SAQRS está orientado para a frente.

QRS negativo   V1   QRS positivo

V1

V1

RODRIGO TONAN

O SEGMENTO ST

Linha que se estende do ponto J (união do segmento ST com o fim do QRS) até o início da onda T (Figura 2.26).

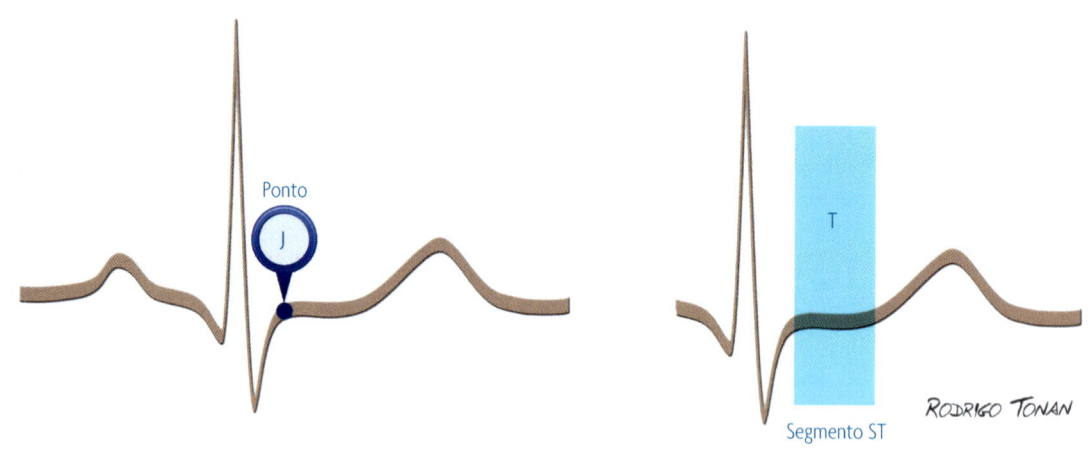

FIGURA 2.26a
Ponto J – define o final do complexo QRS.

FIGURA 2.26b
Segmento ST – geralmente, é uma linha isoelétrica.

ONDA T

A onda T representa a repolarização ventricular T, porção ascedente mais lenta (Figura 2.27).

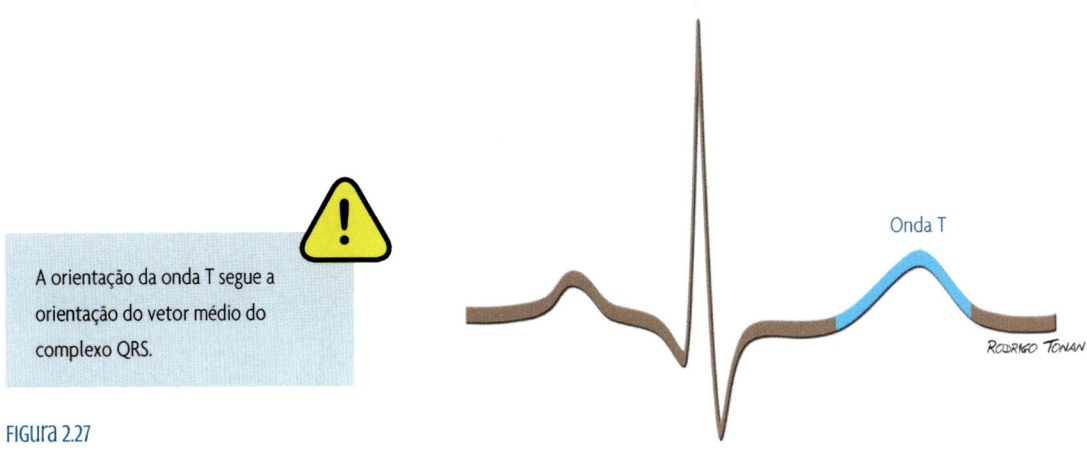

A orientação da onda T segue a orientação do vetor médio do complexo QRS.

FIGURA 2.27
A onda T não deve exceder 5 mm nas derivações do PF ou 10 mm nas precordiais (PH). Sua polaridade é variável, sendo obrigatoriamente positiva em V5 e V6 e obrigatoriamente negativa em aVR.

Aspecto da onda T

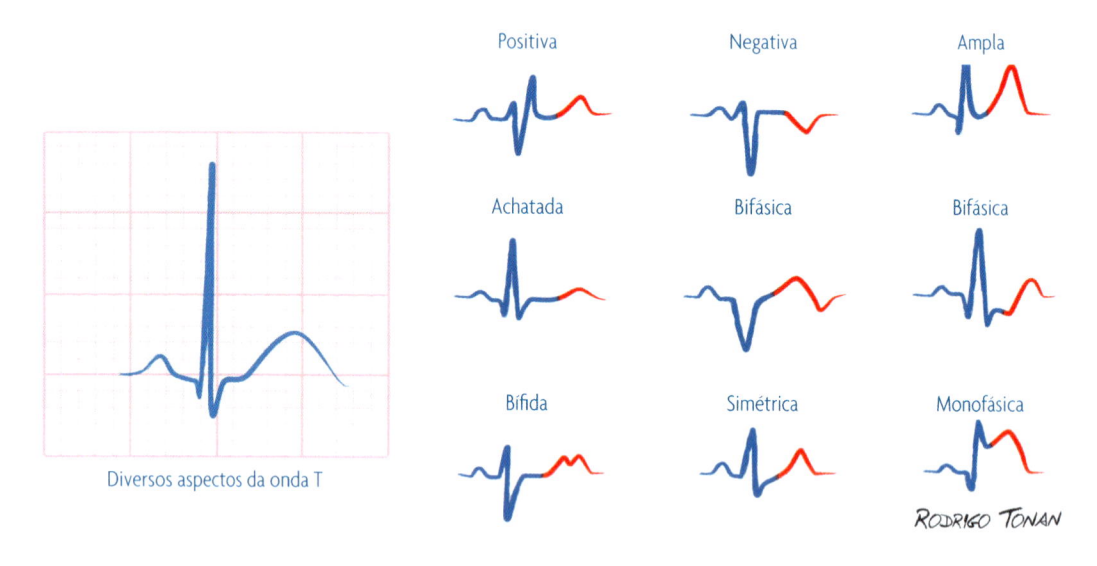

Diversos aspectos da onda T

Positiva

Negativa

Ampla

Achatada

Bifásica

Bifásica

Bífida

Simétrica

Monofásica

RODRIGO TONAN

FIGUra 2.28
Diversos aspectos da onda T, que pode se apresentar com diferentes padrões morfológicos e com diferentes polaridades.

A ONDA U

Última e menor deflexão do ECG que se inscreve logo após a onda T e antes da P do ciclo seguinte, de igual polaridade à da onda T precedente.

A voltagem da U é sempre menor do que 50% da amplitude da T precedente e, geralmente, entre 5 e 25% dela. Usualmente, não excede 1 mm.

Se atinge 1,5 mm ou mais, é considerada alta, porém pode haver ondas U normais de até 2 mm (0,2 mV) em DII e de V2 a V4 (Figura 2.29).

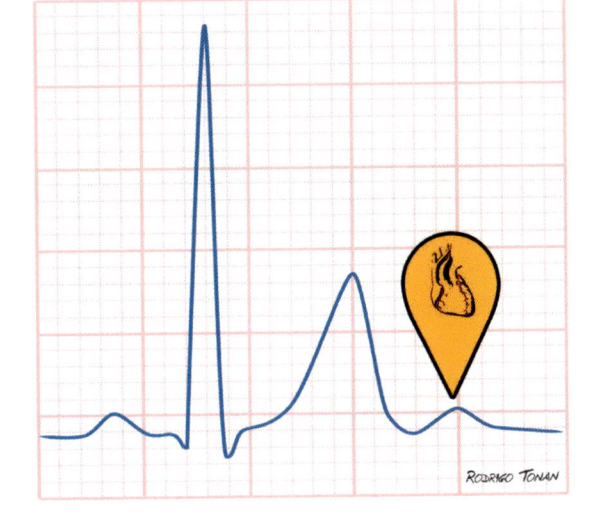

FIGURA 2.29
A onda U é pouco comum e é vista com mais frequência em indivíduos vagotônicos. A onda U oposta à onda T indica anormalidade.

O INTERVALO QT OU SÍSTOLE ELÉTRICA

O intervalo QT é avaliado da primeira parte reconhecível do QRS até a porção final reconhecível da onda T (Figura 2.30).

O fim da onda T deve ser definido no momento do retorno de sua fase descendente à linha de base.

Para melhor interpretação clínica, o intervalo QT deve ser corrigido com a aplicação de fórmulas específicas (Figura 2.31).

A duração do QT é inversamente proporcional à FC e deve ser corrigida conforme equações publicadas na literatura.

A faixa de normalidade do intervalo QT corrigido no adulto do sexo masculino varia entre 350 ms e 450 ms. No sexo feminino, o intervalo QT corrigido normal é de até 470 ms.

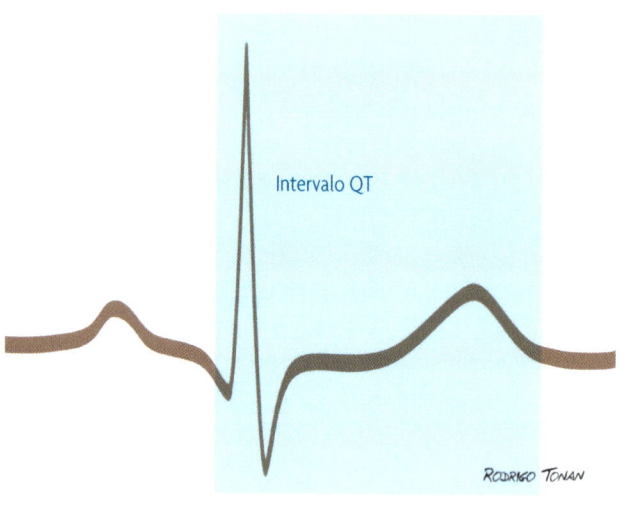

Intervalo QT

RODRIGO TONAN

FIGUГА 2.30
O intervalo QT vai do início do QRS ao final da onda T.

O INTERVALO QT CORRIGIDO (QTc)

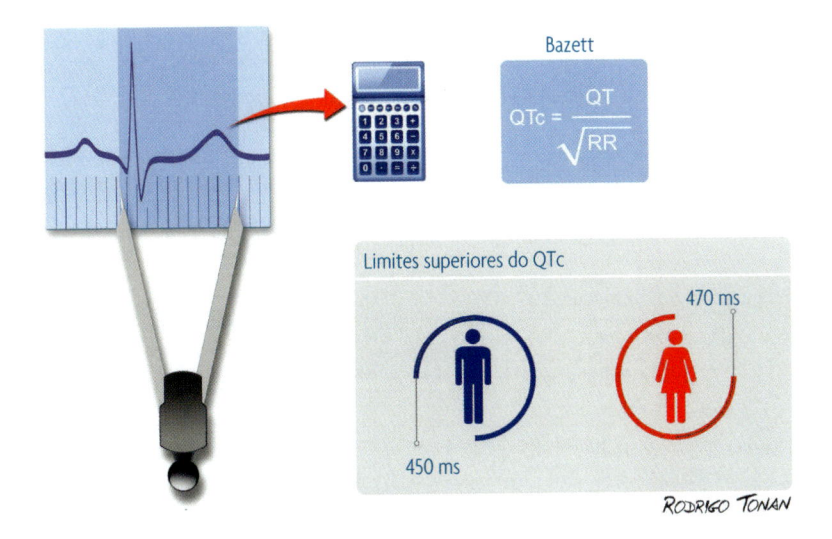

Bazett

$$QTc = \frac{QT}{\sqrt{RR}}$$

Limites superiores do QTc

470 ms

450 ms

RODRIGO TONAN

FIGURA 2.31
Principais fórmulas para correção do intervalo QT. A fórmula de Bazett é a mais utilizada na prática, contudo gera distorções nos extremos de FC (< 60 bpm e > 110 bpm). Uma alternativa para o cálculo do QTc: fórmula de Hodges [QTc = QT + 1,75 (FC − 60)]. Esta fórmula produz valores mais homogêneos nos extremos de FC.

INTERPRETAÇÃO DO ELETROCARDIOGRAMA

Adote uma sistemática para a análise do traçado eletrocardiográfico e você irá aumentar suas taxas de acerto.

Na Figura 2.32, você pode treinar a sistemática de análise num ECG de repouso clássico com 12 derivações.

Sistemática para análise do eletrocardiograma

1. Ritmo e frequência cardíaca.
2. Ativação atrial (P) – morfologia, amplitude, duração, orientação.
3. Condução AV – intervalo PR.
4. Ativação ventricular (QRS) – morfologia, amplitude, duração, orientação.
5. Repolarização ventricular – segmento ST, onda T, intervalo QT.

INTERPRETAÇÃO DO ELETROCARDIOGRAMA

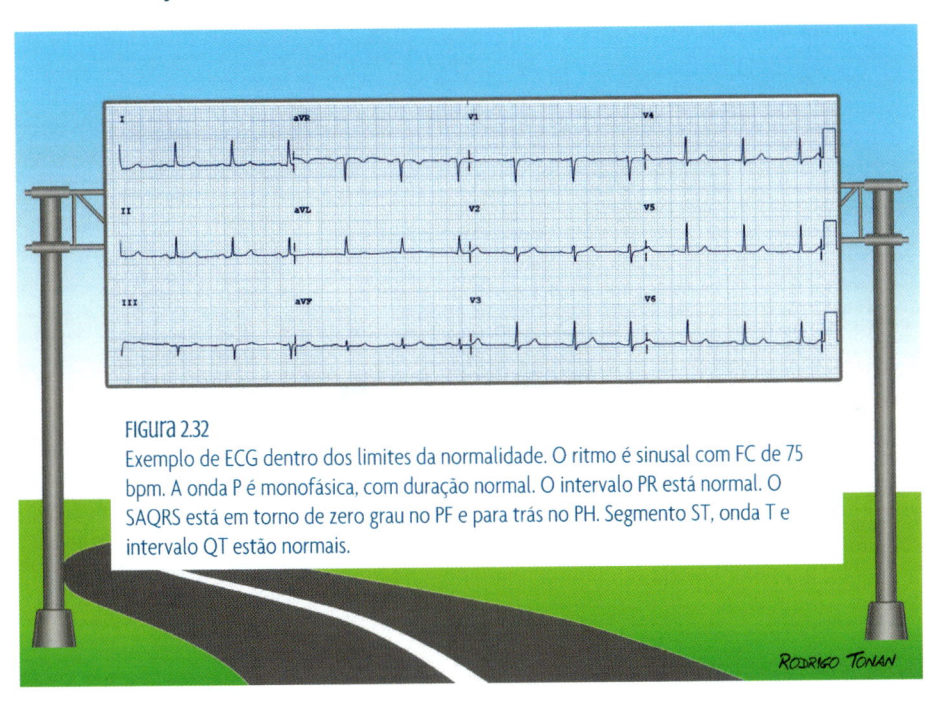

FIGUra 2.32
Exemplo de ECG dentro dos limites da normalidade. O ritmo é sinusal com FC de 75 bpm. A onda P é monofásica, com duração normal. O intervalo PR está normal. O SAQRS está em torno de zero grau no PF e para trás no PH. Segmento ST, onda T e intervalo QT estão normais.

SOBRECARGAS ATRIAIS E VENTRICULARES

Augusto Hiroshi Uchida

Sônia Lúcia de Mello

- Sobrecargas atrial direita, atrial esquerda e biatrial
- Sobrecargas ventricular direita, ventricular esquerda e biventricular

O ELETROCARDIOGRAMA NAS SOBRECARGAS ATRIAIS

Introdução

Uma câmara cardíaca (atrial ou ventricular) está sobrecarregada quando:

- Recebe na diástole um volume de sangue maior do que o normal (sobrecarga diastólica ou de volume) ou
- Tem dificuldade para se esvaziar na sístole (sobrecarga de barreira ou sistólica).

O padrão de sobrecarga pode ser simultâneo, ou seja, diastólico e sistólico. O termo hipertrofia é anatomopatológico e não deve ser aplicado na eletrocardiografia.

A sobrecarga dos átrios pode ser direita, esquerda ou de ambos os átrios (sobrecarga biatrial – SBA). A sobrecarga atrial direita (SAD) determina um aumento da primeira porção da onda P e aumento da sua amplitude. A sobrecarga atrial esquerda (SAE) promove um aumento predominante da segunda porção da onda P com aumento da sua duração.

Observações

- A SAD caracteriza-se por uma onda P apiculada com aumento da amplitude.
- A SAE caracteriza-se por uma onda P bífida com aumento da duração.
- A SBA determina uma onda P com aumentos da voltagem e da duração combinadas.

CRITÉRIOS DIAGNÓSTICOS DE SOBRECARGA ATRIAL DIREITA

Principais sinais diretos de sobrecarga atrial direita
- Voltagem da onda P igual ou superior a 2,5 mm nas derivações inferiores (Figuras 3.1 e 3.2).
- Aspecto apiculado da onda P – "P gótica".
- Padrão *plus-minus* nas precordiais direitas com "componente *plus*" igual ou superior a 1,5 mm.
- Índice de Macruz (IM) < 1.

$$IM = \frac{\text{duração P}}{\text{duração PRs}}$$

Nota: há aumento na voltagem e na duração da onda P nas grandes SAE (padrão pseudo P-mitrale).

Principais sinais indiretos de sobrecarga atrial direita
- Sinal de Sodi: complexo QRS com padrão qR, QR ou qRs em V1 e V2 (Figuras 3.3).
- Sinal de Peñaloza e Tranchesi: complexos QRS de baixa voltagem em V1; contrastando com complexos QRS de voltagem normal ou aumentados em V2 (Figura 3.4).

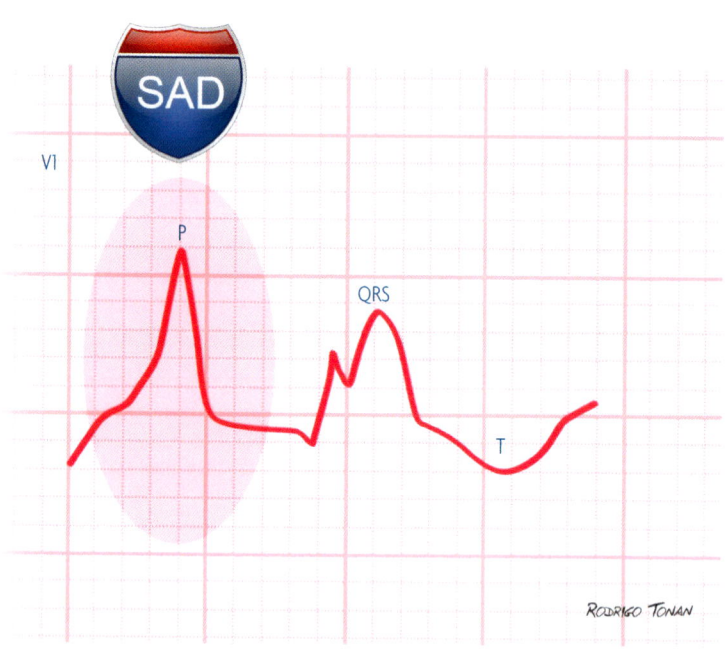

FIGUra 3.1
Ilustração de grande sobrecarga atrial direita (SAD). Note o grande aumento (P = 6 mm) da amplitude da onda P, superando até a amplitude do complexo QRS.

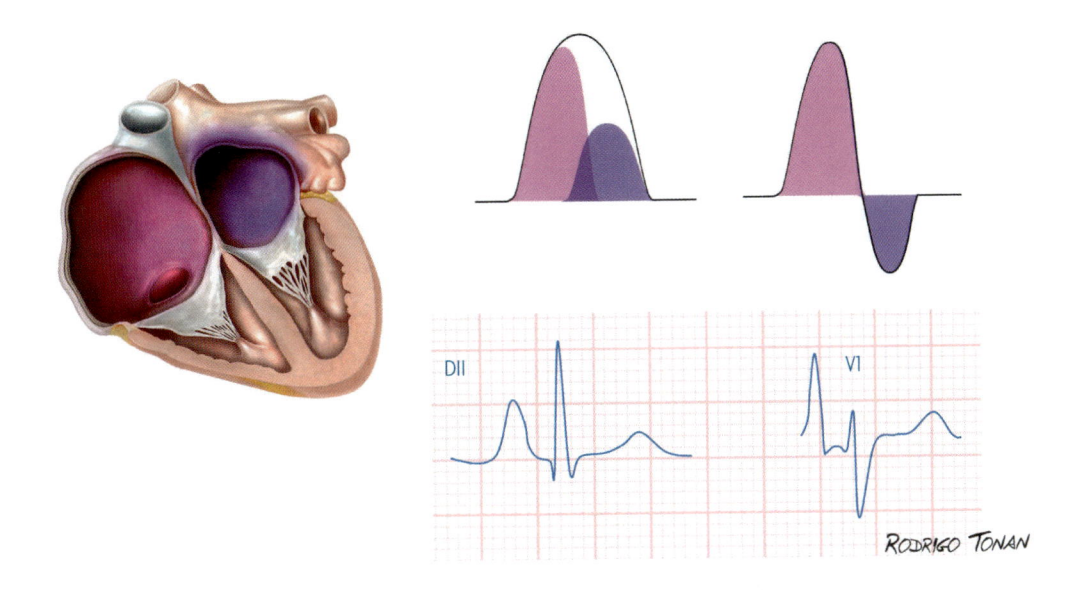

FIGURA 3.2
Nos casos de sobrecarga atrial direita, o aumento de voltagem pode ser bem visto também na derivação V1.

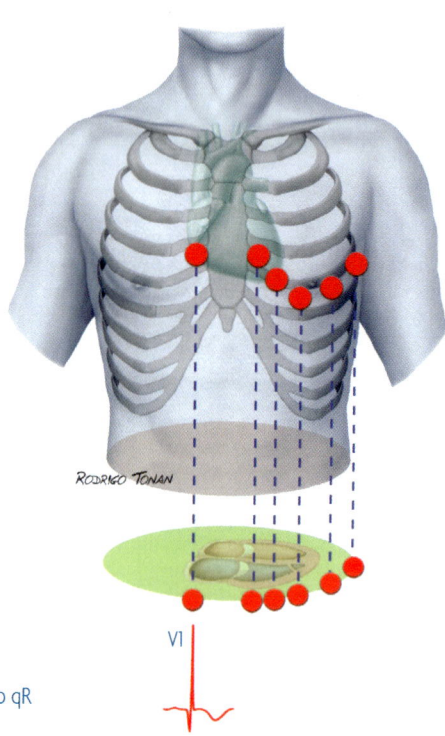

FIGURA 3.3

Sinal de Sodi. Em V1, a presença de complexo QRS com padrão qR sugere sobrecarga atrial direita.

Sinal de Peñaloza e Tranchesi

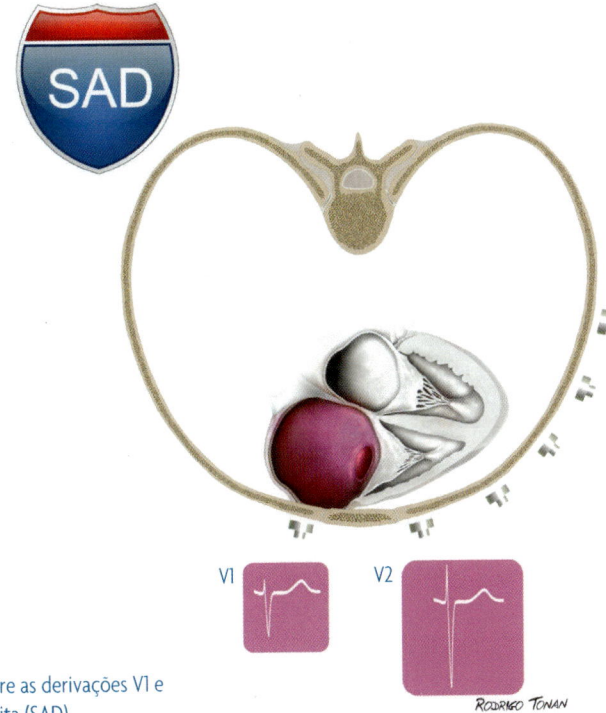

FIGURA 3.4
O grande contraste de amplitude do complexo QRS entre as derivações V1 e V2 é considerado sinal indireto de sobrecarga atrial direita (SAD).

CRITÉRIOS DIAGNÓSTICOS DE SOBRECARGA ATRIAL ESQUERDA

Principais sinais diretos de sobrecarga atrial esquerda

- Onda P de duração aumentada (≥ 0,12 s).
- Onda P entalhada e bífida em DII, com intervalo entre os ápices > 40 ms.
- Aumento da profundidade e da duração do componente negativo final da onda em V1 (índice de Morris – Figura 3.5).
- IM > 1,7.

$$IM = \frac{\text{duração P}}{\text{duração PRs}}$$

Principal sinal indireto de sobrecarga atrial esquerda

- Presença de fibrilação atrial (FA).

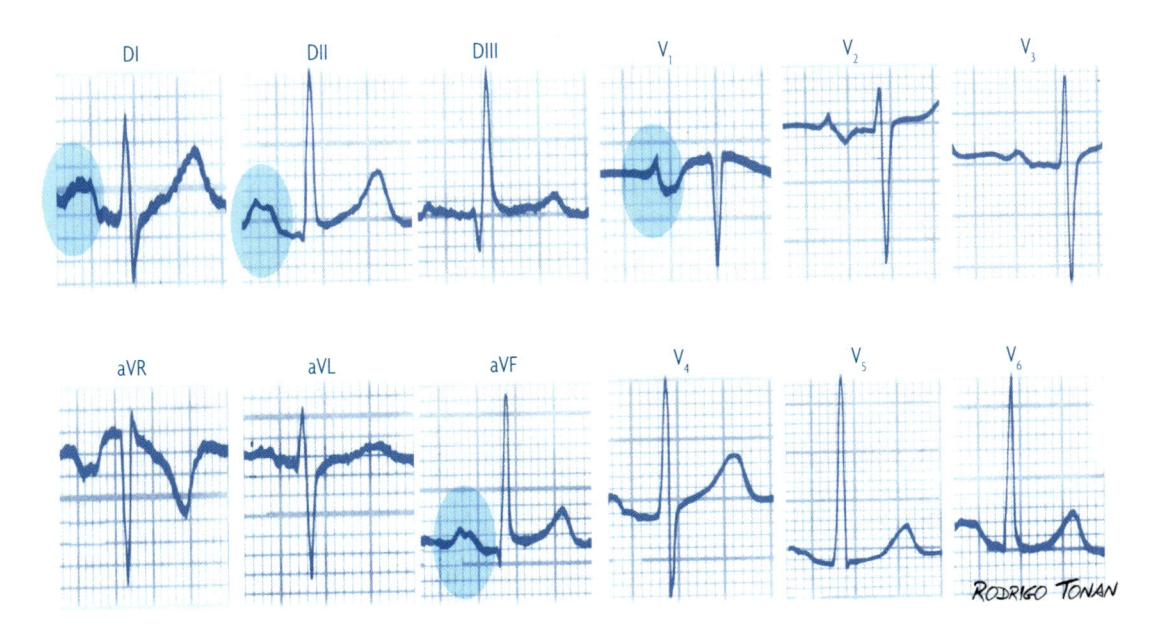

Figura 3.5

Exemplo de sobrecarga atrial equerda. A onda P é bífida com duração aumentada. Em V1, nota-se o índice de Morris: a fase negativa da onda P em V1 é igual ou superior a 1 mm e tem pelo menos 0,04 s.

A onda P é mais bem avaliada nas derivações DII e V1. Quando há sobrecarga do átrio esquerdo, a onda P aumenta a sua duração e, quando há sobrecarga do átrio direito, a onda P aumenta a sua amplitude (Figuras 3.6 e 3.7). Em V1, a sobrecarga atrial esquerda é documentada pelo aumento da segunda porção da onda P e, na sobrecarga atrial direita, o aumento é documentado na sua primeira porção.

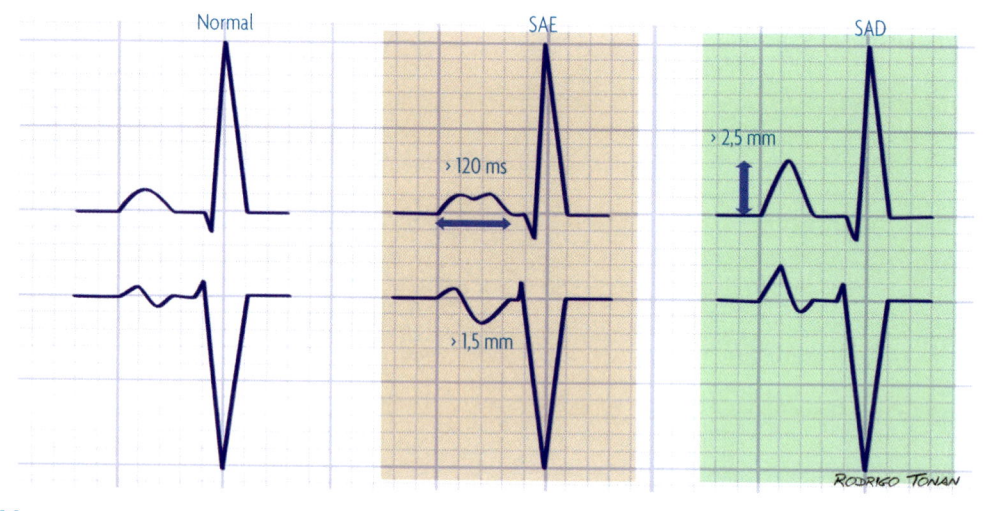

FIGUra 3.6
Comparação da onda P no indivíduo normal, no portador de sobrecarga atrial equerda (SAE) e no portador de sobrecarga atrial direita (SAD).

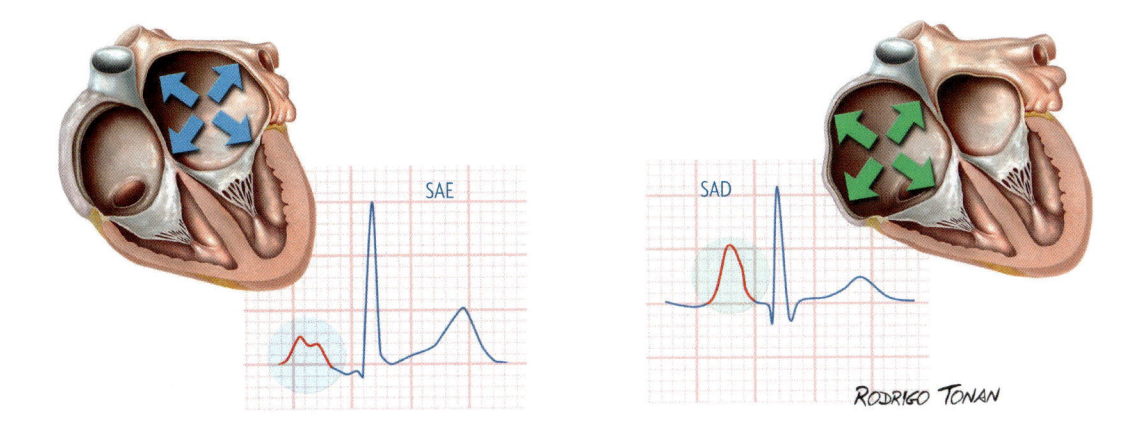

Figura 3.7
Comparação entre os diagnósticos de sobrecarga atrial equerda (SAE) e sobrecarga atrial direita (SAD).

SOBRECARGA BIATRIAL

Critérios eletrocardiográficos

- Componente inicial da onda P em V1 › 1,5 mm e final negativo lento e profundo › 1 mm de profundidade e 40 ms de duração.
- Ondas P de voltagem › 2,5 mm e duração › 120 ms em DII.
- Ondas P com o componente inicial de voltagem › 1,5 mm em V1 e V2 associado a P bimodal e com duração aumentada com entalhes em DII.
- Ondas P de duração › 120 ms e aspecto bimodal com eixo da onda P (SAP) desviado à direita.
- FA e onda q ou Q inicial em V1 ou V1-V2 ou complexo de baixa voltagem em V1, contrastando com QRS de voltagem normal ou aumentado em V2.

O ELETROCARDIOGRAMA NAS SOBRECARGAS VENTRICULARES

Emprega-se o termo sobrecarga para as condições eletrocardiográficas correspondentes a hipertrofia, dilatação e aumento dos ventrículos cujos diagnósticos são mais bem definidos pelos estudos anatomopatológicos e de imagem cardiovascular.

Existem inúmeros critérios eletrocardiográficos para diagnóstico de sobrecarga ventricular esquerda (SVE). Tais critérios apresentam alta especificidade e baixa sensibilidade para o diagnóstico de hipertrofia ventricular esquerda. A vasta maioria dos critérios para o diagnóstico de SVE considera apenas a amplitude do QRS, enquanto outros, mais elaborados, consideram também aspectos morfológicos do eletrocardiograma (ECG).

Os principais critérios para o diagnóstico de SVE encontram-se no Quadro 3.1.

A sobrecarga ventricular direita (SVD) tem apresentação eletrocardiográfica bastante diversa. Contudo, a sua forma mais comum de apresentação é a combinação de eixo do QRS (SAQRS) desviado para a direita e para a frente.

O eletrocardiograma na sobrecarga ventricular esquerda

Quadro 3.1   Principais critérios para o diagnóstico de sobrecarga ventricular esquerda

Critério de Cornell-voltagem
R (aVL) + S (V3) ≥ 28 mm em homem e ≥ 20 mm para mulher
Critério de Cornell-produto
R (aVL) + S (V3) x duração QRS › 2440 mm.ms
Critério de Sokolow-Lyon
S (V1) + R (V5 ou V6) ≥ 35 mm
Escore de Romhilt-Estes (Figuras 3.8 a 3.12)
Onda R ou S no PF › 20 mm, onda S em V1/V2 › 30 mm, onda R em V5/V6 › 30 mm = 3 pontos
Padrão *Strain* = 3 pontos (com digital = 1 ponto)
SAE (Morris em V1) = 3 pontos
SAQRS para a esquerda = 2 pontos
Duração QRS › 90 ms = 1 ponto
Aumento do TAV › 50 ms = 1 ponto
4 pontos = possível SVE; › 5 pontos = SVE.

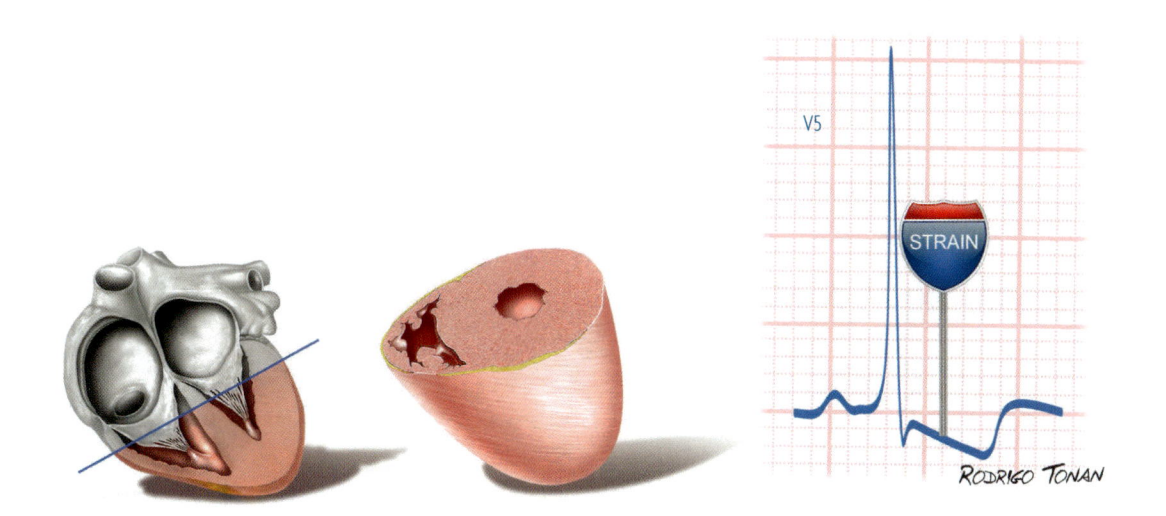

FIGUra 3.8
O padrão *Strain* caracteriza-se por depressão do segmento ST com concomitante inversão da onda T. Quando presente em V5 e V6, sugere sobrecarga ventricular esquerda e pontua 3 pontos no escore de Romhilt-Estes.

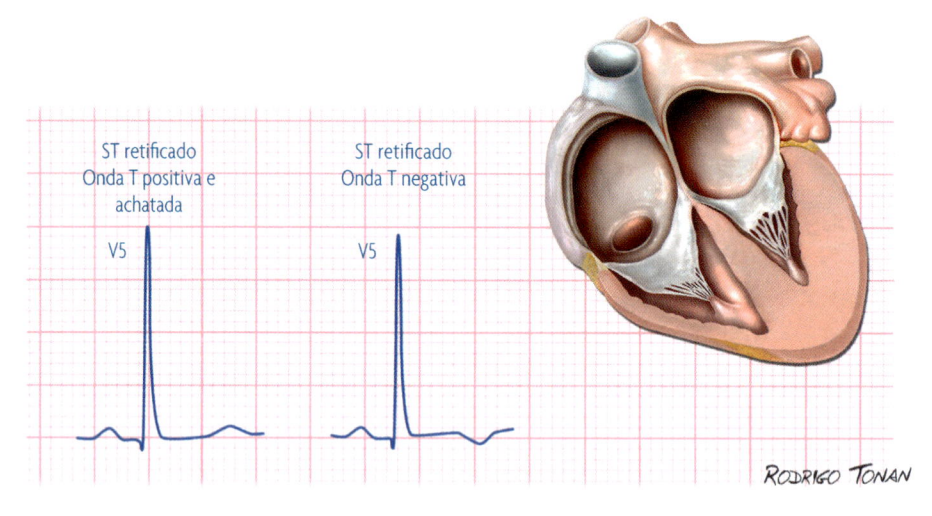

FIGURA 3.9
Padrões equivalentes de *Strain*. Possuem mesmo valor diagnóstico de sobrecarga ventricular esquerda que o padrão de *Strain* clássico.

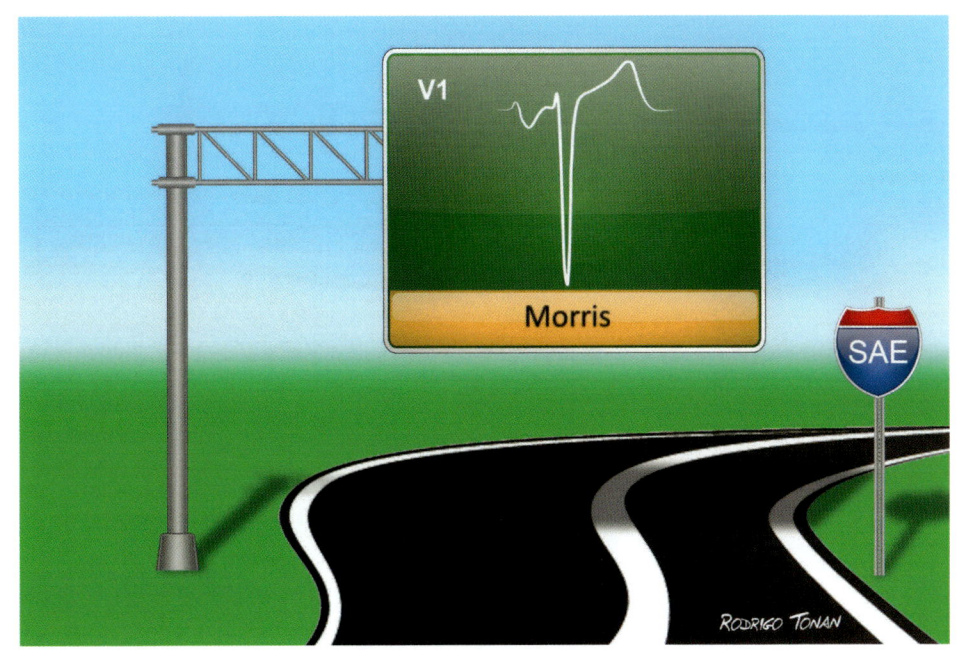

FIGUra 3.10
Índice de Morris: componente negativo final da onda P em V1 com duração superior a 40 ms e profundidade superior a 1 mm. Pontua 3 pontos no escore de Romhilt-Estes.

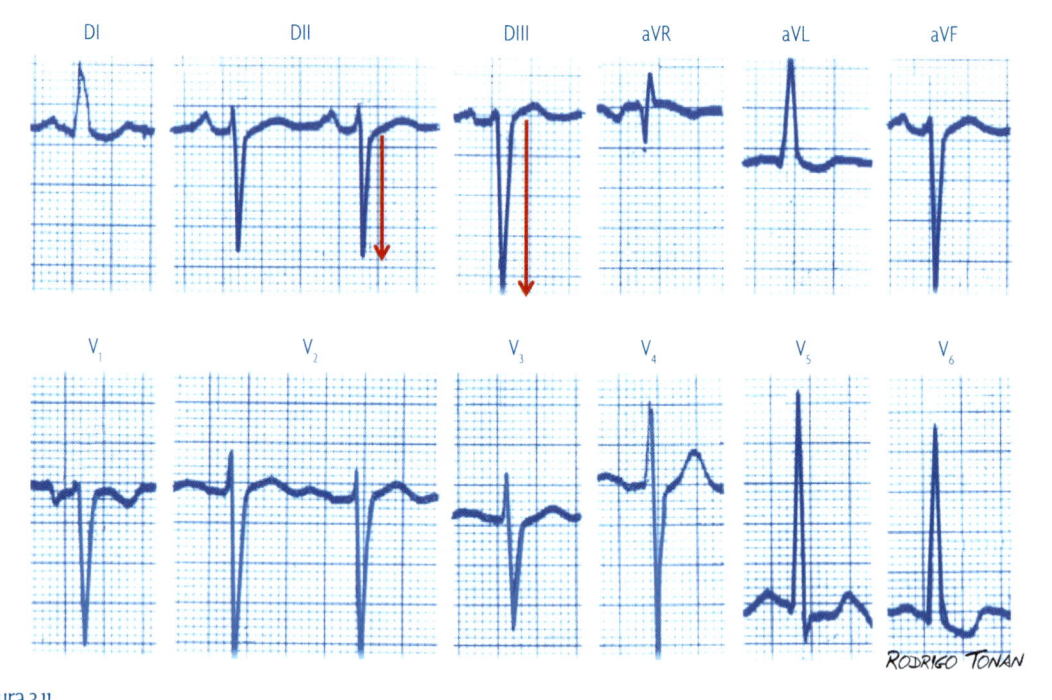

FIGURA 3.11
O desvio do SAQRS para a esquerda é um sinal de SVE e define 2 pontos no critério de Romhilt-Estes.

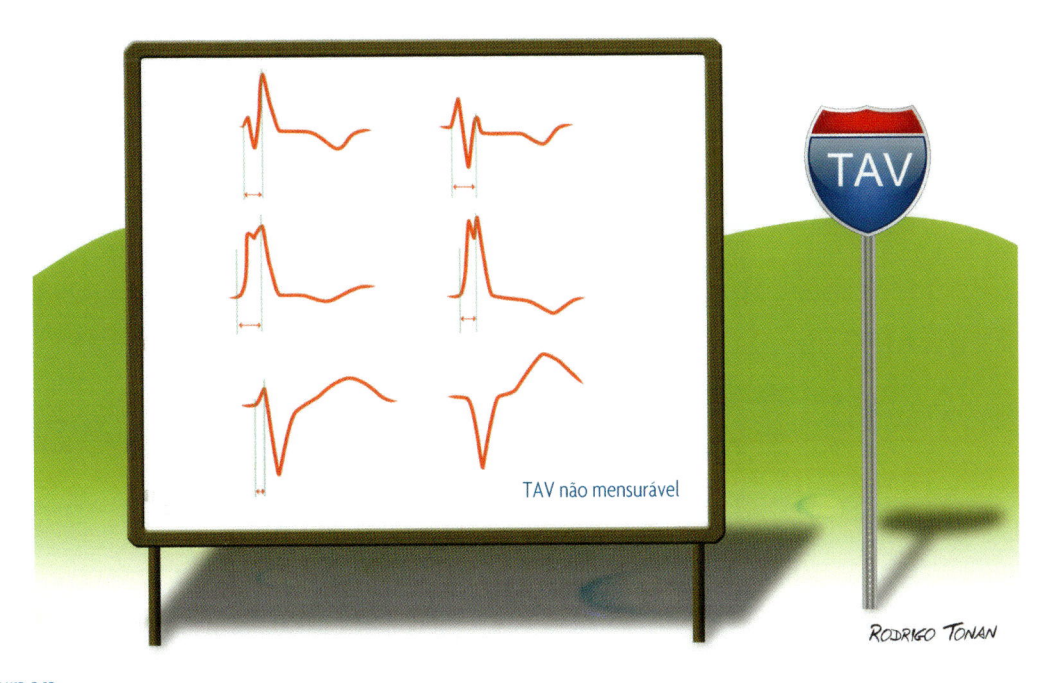

TAV não mensurável

RODRIGO TONAN

FIGURA 3.12
A deflexão intrinsecoide ou tempo de ativação ventricular (TAV) é medida do início do complexo QRS até o pico da onda R. O aumento no TAV define 1 ponto no critério de Romhilt-Estes.

É possível caracterizar dois padrões de SVE com base no avaliação eletrocardiográfica das derivações laterais (V5 e V6). Veja as diferenças entre SVE diastólica e sistólica na Figura 3.13. A Figura 3.14 mostra exemplo de SVE do tipo sistólica com o clássico padrão de *Strain* nas derivações precordiais laterais.

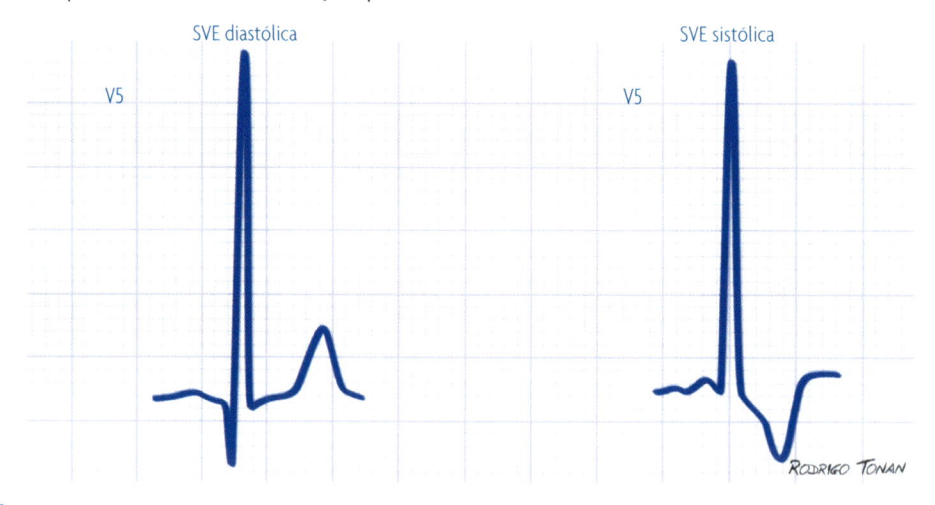

FIGUra 3.13
No padrão de SVE sistólica, há hipertrofia concêntrica. Nota-se complexo QRS com padrão rS em V1 e R puro com depressão do segmento ST e inversão da onda T em V5/V6. No padrão de SVE diastólica, quando há hipertrofia excêntrica ou volumétrica, nota-se complexo QRS com padrão RS em V1 e QR em V6 com ST isoelétrico e onda T positiva em V5/V6.

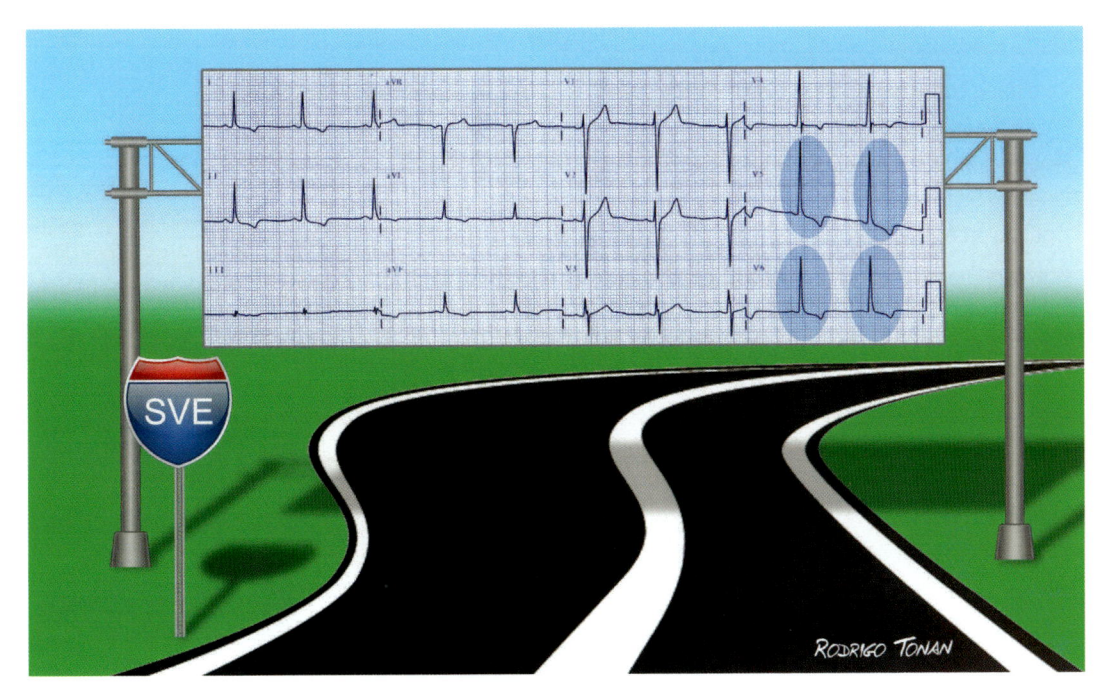

FIGura 3.14
Exemplo de SVE tipo sistólica. Note o padrão *Strain* em V5 e V6.

Critérios indiretos de sobrecarga ventricular esquerda

Existem sinais que podem sugerir o diagnóstico de SVE:

- SAE na ausência de SVD.
- Bloqueio divisional anterossuperior (BDAS).
- Bloqueio de ramo esquerdo (BRE).
- Ondas q profundas e de duração < 40 ms nas derivações inferiores.
- Ausência de onda q nas derivações esquerdas.
- Entalhes ou complexos em "M" em DI e aVL ou V3 e V4.
- Ausência de crescimento da onda r nas precordiais de V1 a V3, com aumento súbito para V4.
- Padrão de pseudoinfarto septal ou diminuição de forças septais.
- Onda R de voltagem aumentada em V2, por deslocamento da zona de transição para a direita.
- Onda U negativa nas derivações esquerdas.
- FA paroxística.

O eletrocardiograma na sobrecarga ventricular direita

A SVD tem apresentação eletrocardiográfica muito variada, pois depende da posição do coração no tórax, do grau e do tipo de sobrecarga hemodinâmica e também da região do ventrículo direito sob sobrecarga.

Os principais critérios de SVD são específicos, mas pouco sensíveis (Quadro 3.2 e Figura 3.15). Além disso, ainda há várias condições clínicas que simulam SVD e outras que dificultam o diagnóstico.

Quadro 3.2 Principais sinais de sobrecarga ventricular direita

SAQRS desviado para a direita ≥ 110 graus
Onda R em V1 > 7 mm
Complexo qR em V1
Razão R/S em V1 > 1
R (V1) + S (V5 ou V6) > 10,5 mm
Onda S em V1 ≤ 2 mm
Padrão *Strain* de VD (V1 a V3)

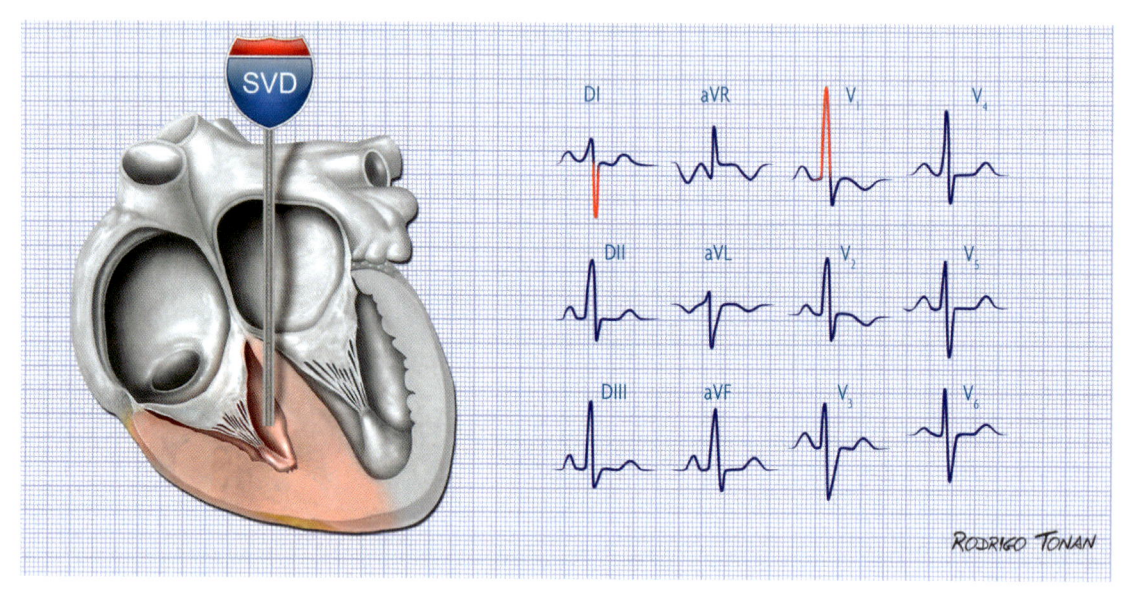

FIGUra 3.15
A associação de desvio do SAQRS para a direita e para a frente é fortemente indicativa de sobrecarga ventricular direita (SVD).

O ELETROCARDIOGRAMA NA SOBRECARGA BIVENTRICULAR

Os critérios para definição de sobrecarga combinada dos ventrículos direito e esquerdo são:

- Presença de critérios de SVE e SVD nas precordiais.
- ECG típico de SVD associado a um ou mais dos seguintes sinais:
  a) Onda R de V5 e V6 com voltagem aumentada.
  b) Onda Q profunda em V5 e V6 e nas derivações inferiores.
  c) QRS isodifásico e amplo (RS) nas precordiais intermediárias (sinal de Katz-Wachtel – Figura 3.16).
- ECG típico de SVE associado a um ou mais dos seguintes sinais:
  a) SAQRS localizado à direita de + 90 graus.
  b) Onda R de aVR > 5 mm e relação Q/R < 1.
  c) Morfologia de bloqueio incompleto de ramo direito com onda R' > 10 mm ou BRD com onda R' > 15 mm.
  d) Onda S profunda em V5 e V6.
  e) Onda s em V1 com onda S em V2: QRS pequeno em V1 e grande em V2.

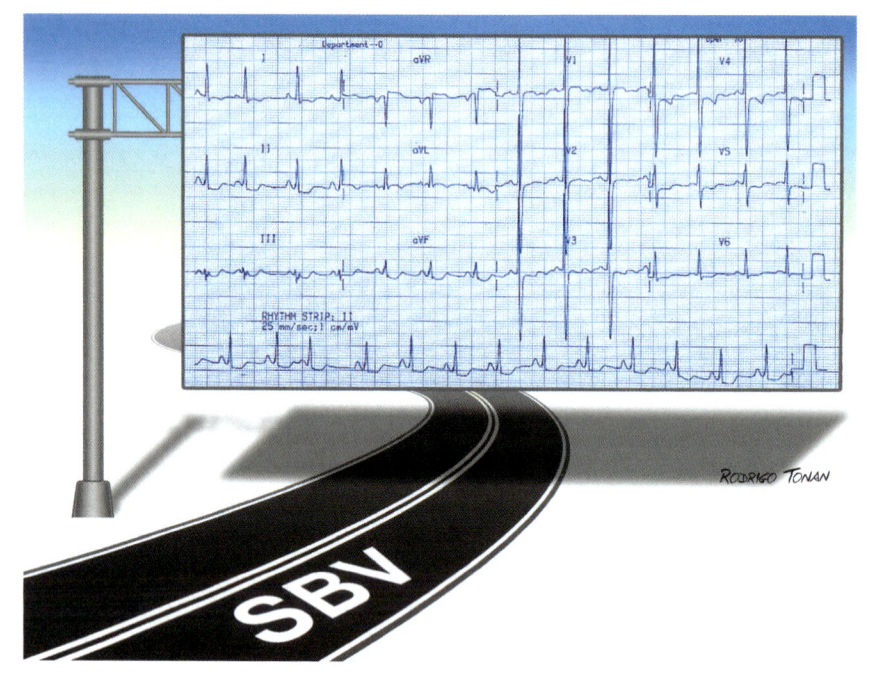

FIGURA 3.16
Exemplo de sobrecarga biventricular: complexos QRS isodifásicos e amplos (RS) nas precordiais intermediárias (sinal de Katz-Wachtel).

Capítulo **4**

BLOQUEIOS DE RAMO E DIVISIONAIS

Augusto Hiroshi Uchida

- Atrasos finais de condução, bloqueios divisionais de ramo esquerdo
- Bloqueio de ramo direito, bloqueio de ramo esquerdo

INTRODUÇÃO

Distúrbio da condução intraventricular é uma situação genérica na qual o estímulo elétrico sofre um retardo na condução pelo miocárdio ventricular.

O bloqueio de ramo ocorre quando o estímulo elétrico sofre retardo na condução ou é impedido de prosseguir através de um dos ramos do feixe de His.

Usualmente, o sistema de condução é hexafascicular, com o ramo esquerdo, originando três divisões (anterossuperior, anteromedial, posteroinferior) e o ramo direito outras três (inferior, média e superior) (Figura 4.1). O termo hemibloqueio pressupõe que existam somente duas divisões no ramo esquerdo e nenhuma ramificação do ramo direito e, portanto, é considerado inapropriado.

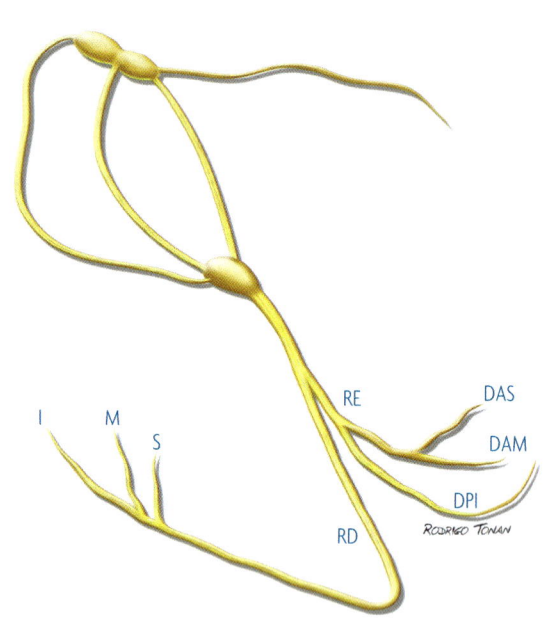

FIGURA 4.1

Principais componentes do sistema de condução. O feixe de His se bifurca em ramo direito (RD) e ramo esquerdo (RE). O ramo esquerdo logo se trifurca em: divisão anterossuperior (DAS), divisão anteromedial (DAM) e divisão posteroinferior (DPI). O ramo direito é longo e se trifurca distalmente na região da via de saída do ventrículo direito nas divisões superior (S), média (M) e inferior (I).

ATRASO FINAL DE CONDUÇÃO

O feixe de His se bifurca em dois ramos principais, direito e esquerdo; por sua vez, o ramo direito se ramifica distalmente em três divisões:

1. Superior, anterossuperior ou subpulmonar.
2. Inferior, posterior ou posteroinferior.
3. Média.

O atraso final de condução (AFC) ocorre quando há um atraso fisiológico ou bloqueio seletivo de uma das três divisões do ramo direito.

Os casos de AFC que são, usualmente, padrões variantes do normal podem ser confudidos erroneamente com:

- Áreas eletricamente inativas (infarto do miocárdio).
- Bloqueio divisional anterossuperior (BDAS) esquerdo.
- Bloqueio divisional posteroinferior (BDPI) esquerdo.
- Isquemia miocárdica no teste ergométrico.

O AFC é a proeminência da amplitude e/ou da duração do final do complexo QRS. São reconhecidos três tipos fundamentais:

1. O AFC tipo 1: caracteriza-se pelo padrão SISIISIII, em que SII › SIII. É o mais frequente (70% dos casos). Caracteriza-se por complexos QRS predominantemente negativos nas derivações inferiores: ondas S proeminentes, em que SII › SIII. Nota-se também uma onda R de aVR proeminente e/ou empastada, aVR do tipo qR ou QR, sendo R frequentemente empastada. Pode ser confundido com BDAS.

2. O AFC tipo 2: caracteriza-se pelo padrão SIRIIRIII, em que R2 › R3. Caracteriza-se pelo padrão SIRIIRIII, sendo RII e RIII de voltagem com até 10 mm, nunca atingindo 15 mm. Pode ser confundido com BDPI.

3. O AFC tipo 3: caracteriza-se pelo padrão rSR' em V1 e V2. Caracteriza-se pelo padrão trifásico do QRS nas precordiais direitas (V1/V2): complexo tipo rSR' em V1 e V2 (Figura 4.2).

As principais diferenças entre AFC tipo 1 e BDAS estão ilustradas na Figura 4.3 e comparadas na Tabela 4.1.

A Figura 4.4 mostra um exemplo de AFC do tipo 1, cujo diagnóstico é definido pela presença de proeminência da onda S nas derivações DI, DII e DIII.

Já as diferenças entre AFC tipo 2 e BDPI podem ser vistas na Figura 4.5 e na Tabela 4.2.

A Figura 4.6 mostra um exemplo de AFC do tipo 2, onde é fácil notar a onda S proeminente em DI, e as ondas R em DII e DIII.

É importante saber diferenciar os AFC que são variações do normal dos bloqueios divisionais do ramo esquerdo que ocorrem, usualmente, em portadores de cardiopatia.

Tabela 4.1   Diagnóstico diferencial entre AFC tipo 1 e BDAS

	AFC tipo 1	BDAS
Profundidade da onda S em DII e DIII	SII › SIII	SIII › SII
DI e aVL	Padrão Rs	Padrão QR
Onda R proeminente e empastada em aVR	Presente e característica: QR ou qR	Ausente: Qr ou QS
Clínica	Variante do normal	Indica cardiopatia

Tabela 4.2   Diagnóstico diferencial entre AFC tipo 2 e BDPI

	AFC tipo 2	BDPI
Amplitude da onda R em DII e DIII	RII › RIII	RIII › RII (RIII ≥ 15 mm)
DII, DIII e aVF	Padrão Rs	Padrão qR
Onda T em DII, DIII e aVF	Normal	Invertida
Clínica	Variante do normal (comum)	Indica cardiopatia grave (muito raro)

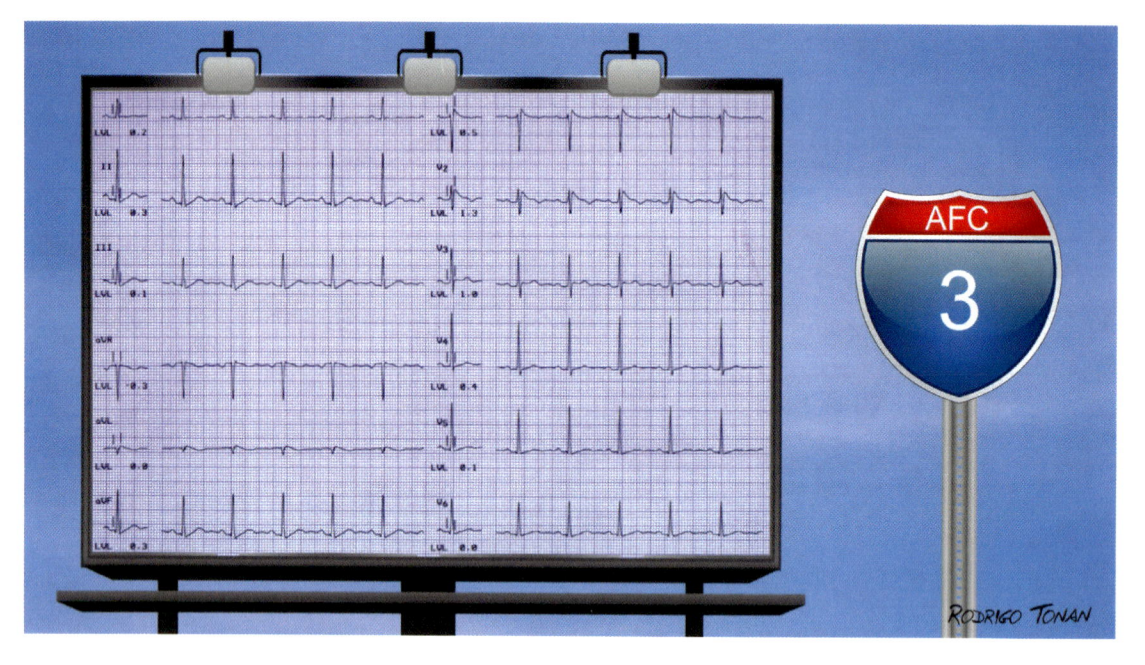

FIGUra 4.2
Exemplo de atraso final de condução (AFC) tipo 3. Note o padrão trifásico rSr' nas precordiais direitas.

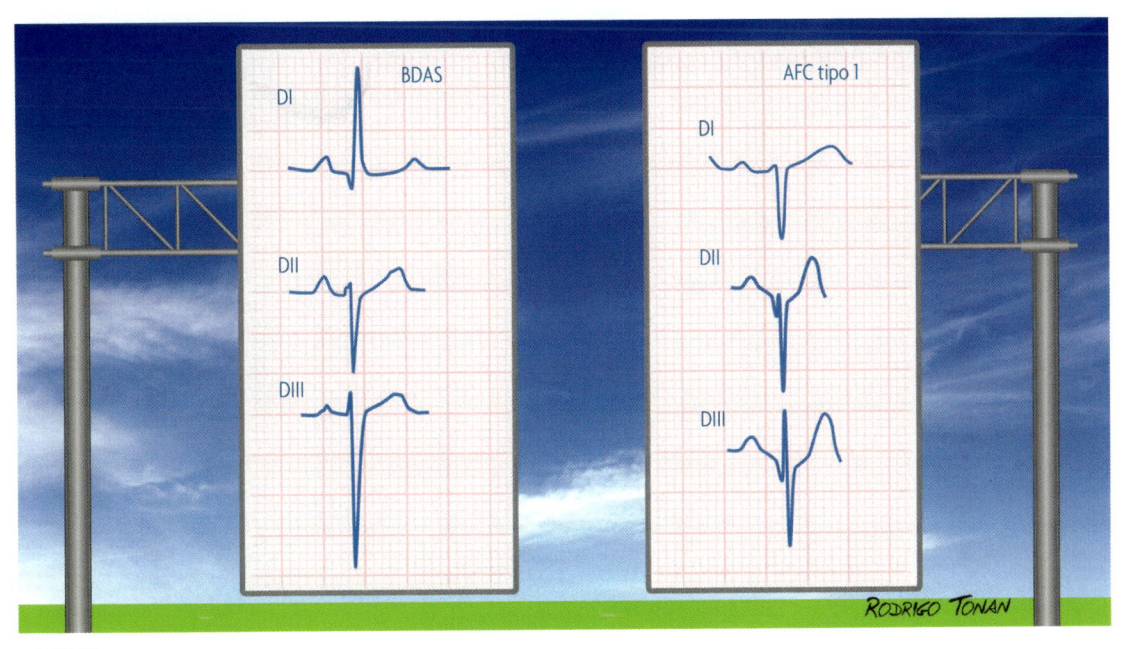

FIGUra 4.3

Principais diferenças entre bloqueio divisional anterossuperior (BDAS) e atraso final de condução (AFC) tipo 1.

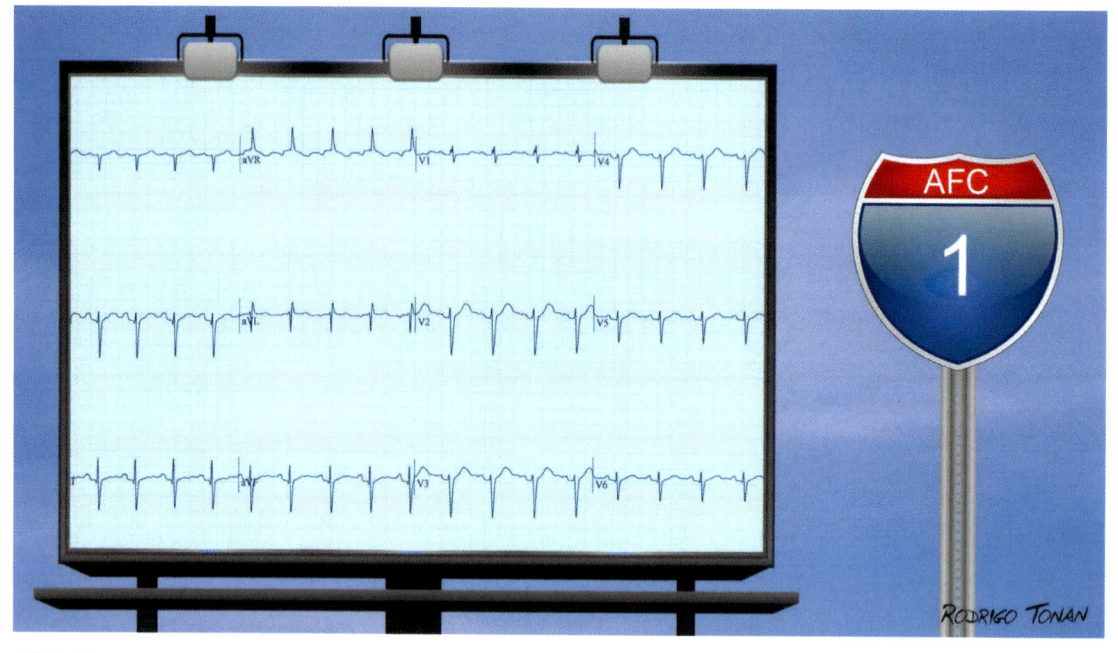

FIGUra 4.4

Exemplo de atraso final de condução (AFC) tipo 1. Padrão SISIISIII. O diagnóstico é definido pela avaliação das derivações no plano frontal.

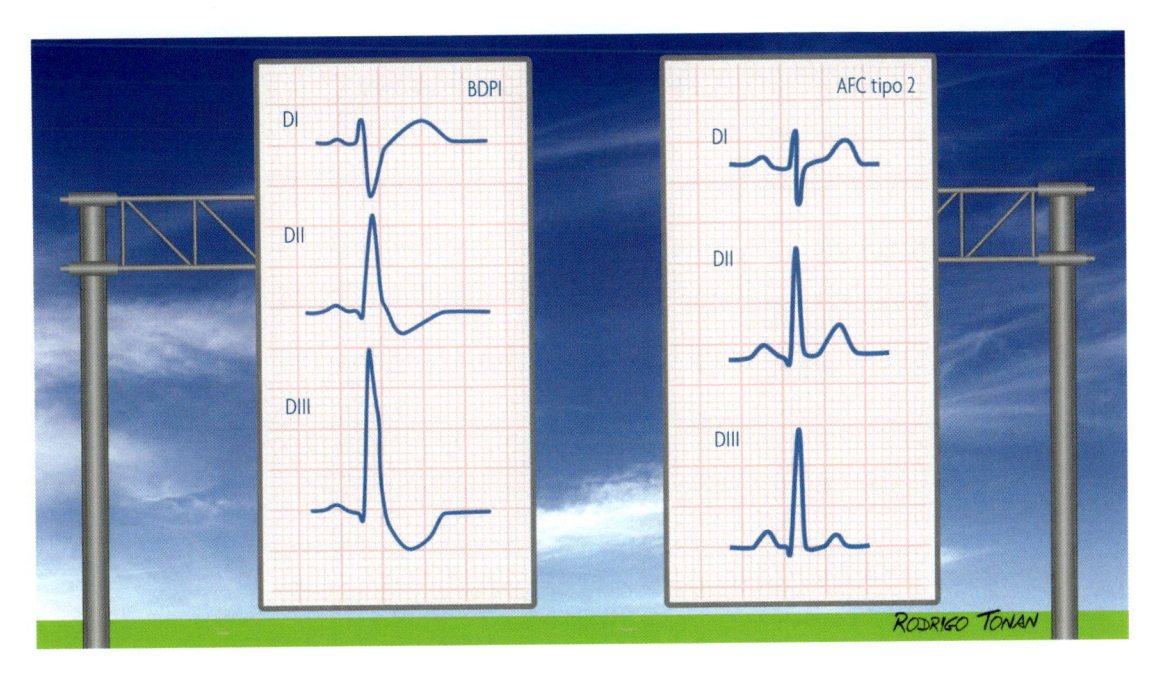

FIGURA 4.5
Principais diferenças entre bloqueio divisional posteroinferior (BDPI) e atraso final de condução (AFC) tipo 2.

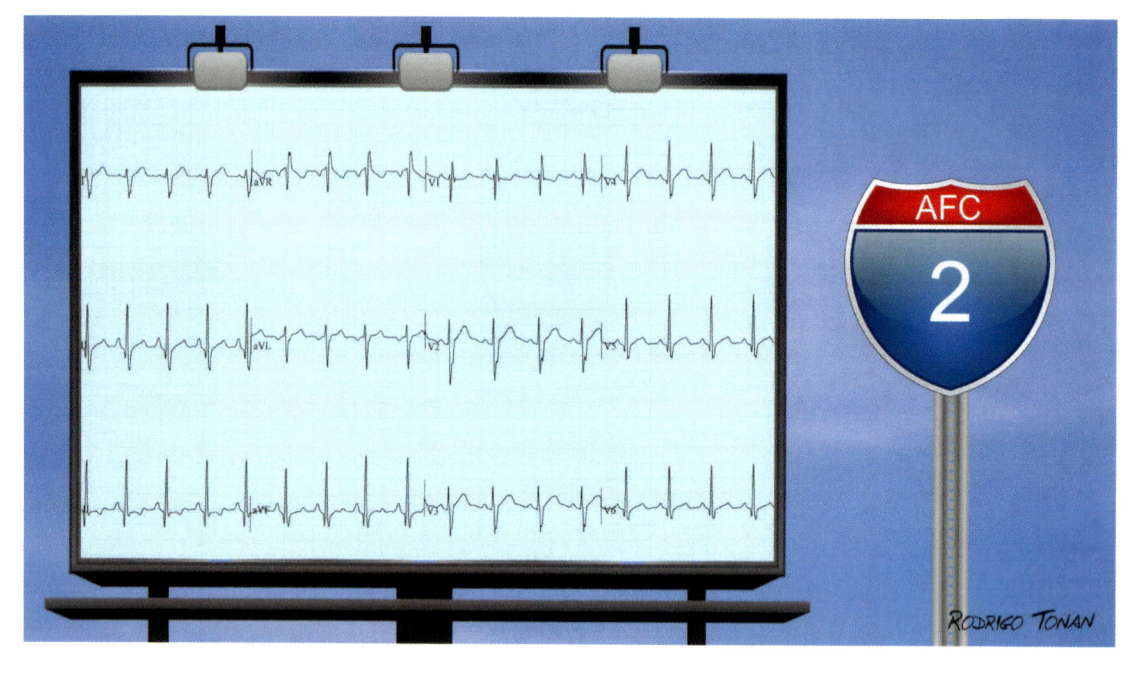

FIGUra 4.6
Exemplo de atraso final de condução (AFC) tipo 2. Padrão SIRIIRIII. O diagnóstico é definido pela avaliação das derivações no plano frontal.

BLOQUEIOS DIVISIONAIS DE RAMO ESQUERDO

Existem três bloqueios divisionais de ramo esquerdo:
1. BDAS – bloqueio divisional anterossuperior.
2. BDAM – bloqueio divisional anteromedial.
3. BDPI – bloqueio divisional posteroinferior.

Principais características dos bloqueios divisionais:

BDAS	BDAM	BDPI
<ul><li>Desvio acentuado do SAQRS para a esquerda.</li><li>Diagnóstico pelo plano frontal.</li><li>Padrão rS nas derivações inferiores com SIII › SII.</li><li>Padrão qR em DI e aVL.</li></ul>	<ul><li>Desvio acentuado do SAQRS para a frente.</li><li>Diagnóstico pelo plano horizontal.</li><li>Padrão qR nas precordiais direitas (V1/V2).</li><li>R (V2) › R (V1).</li><li>R (V2) › 15 mm.</li><li>Onda T invertida V1/V2.</li></ul>	<ul><li>Desvio acentuado do SAQRS para a esquerda.</li><li>Diagnóstico pelo plano frontal.</li><li>Padrão qR nas derivações inferiores com RIII › RII.</li><li>RII › 15 mm.</li><li>Onda T invertida nas derivações inferiores.</li></ul>

O BDAS (Figura 4.7) é caracterizado pelo extremo desvio do SAQRS para a esquerda, além de -30 graus. No ECG, é identificado no plano frontal (PF). Ocorre mais comumente em cardiopatas e, raramente, é encontrado em indivíduos com coração normal. Pode ser confundido com AFC tipo 1.

O BDPI (Figura 4.8) é caracterizado pelo extremo desvio do SAQRS para a direita, além de -110 graus. No ECG, é identificado no PF. É o mais raro dos bloqueios divisionais. Costuma estar associado ao bloqueio de ramo direito (BRD). Não é observado em indivíduos saudáveis.

O BDAM (Figura 4.9) também é raro e é caracterizado pelo desvio do SAQRS para a frente. No ECG, é identificado no plano horizontal (PH). Para a definição diagnóstica de BDAM, é preciso excluir as seguinte situações:

- Variante normal.
- Sobrecarga ventricular direita (SVD).
- Sobrecarga ventricular esquerda (SVE) seletiva com proeminência de forças septais (cardiomiopatia hipertrófica).
- Infarto lateral (antigo infarto dorsal).
- BRD ou BRD com SVD.
- Wolff-Parkinson-White (WPW).

BLOQUEIO DIVISIONAL ANTEROSSUPERIOR

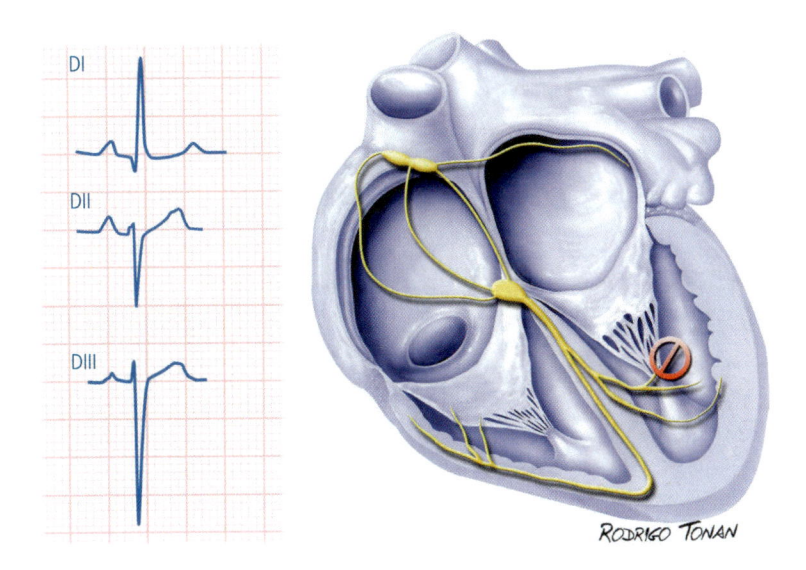

FIGura 4.7

O diagnóstico de bloqueio divisional anterossuperior é definido pelas alterações do plano frontal. Em DII e DIII, os complexos QRS são predominantemente negativos com padrão rS. A onda S costuma crescer de amplitude de DII para DIII. Em DI, nota-se padrão qR, com ausência de onda S.

BLOQUEIO DIVISIONAL POSTEROINFERIOR

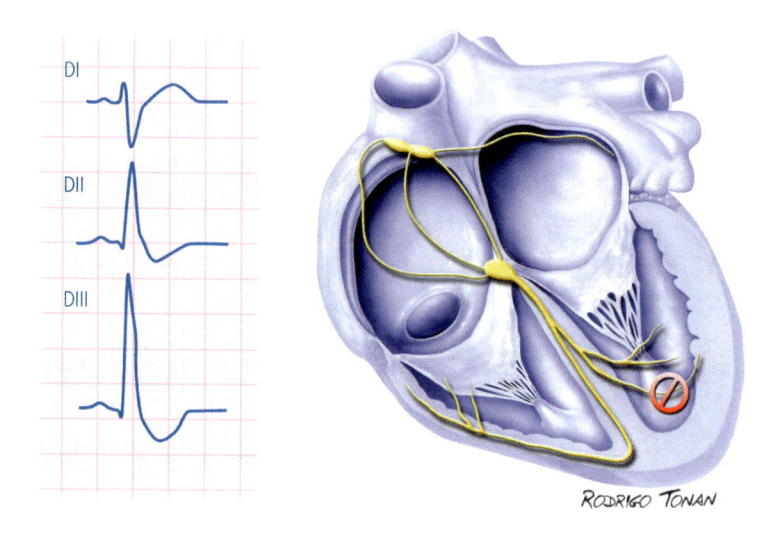

RODRIGO TONAN

FIGURA 4.8
O diagnóstico de bloqueio divisional posteroinferior é definido pelas alterações do plano frontal. Em DII e DIII, os complexos QRS são predominantemente positivos com padrão qR. A onda R costuma crescer de amplitude de DII para DIII. Em DI, nota-se padrão rS, com complexo QRS predominantemente negativo.

BLOQUEIO DIVISIONAL ANTEROMEDIAL

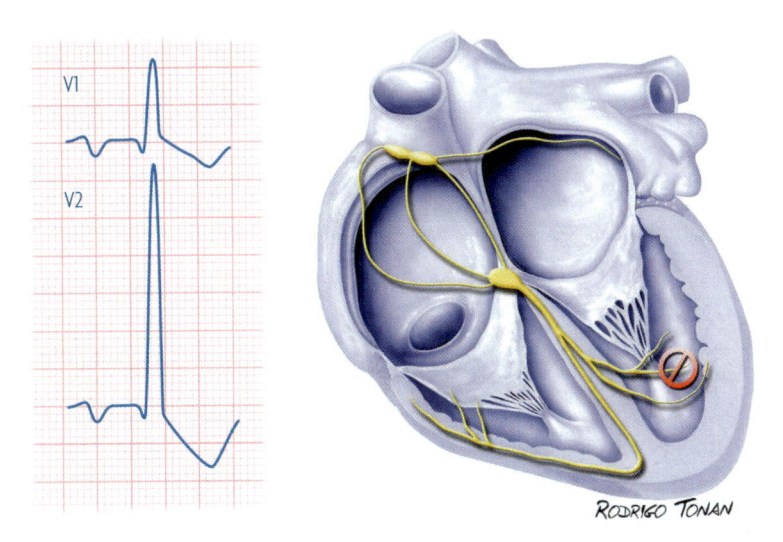

RODRIGO TONAN

FIGUra 4.9

O diagnóstico de bloqueio divisional anteromedial é definido pelas alterações do PH. Em V1 e V2, os complexos QRS são predominantemente positivos com padrão qR. A onda R costuma crescer de amplitude de V1 para V2. Habitualmente, a onda R em V2 possui grande amplitude e a repolarização ventricular é anormal.

BLOQUEIO DE RAMO ESQUERDO

O bloqueio de ramo esquerdo (BRE) ocorre quando há ritmo supraventricular, QRS alargado com duração superior a 120 ms (0,12 s) e padrão morfológico de acentuação do normal nas precordiais (PH).

O alargamento do QRS ocorre principalmente às custas da porção média. Em V1, nota-se um QRS predominantemente negativo com padrão QS ou rS. Nas derivações laterais (V5/V6), nota-se uma onda R monofásica.

Nos BRE, a onda T fica oposta ao retardo. Assim, se a porção alargada do QRS é positiva, a onda T deve ser negativa. O diagnóstico de BRE deve ser definido com base na análise das alterações que ocorrem nas derivações V1 e V6 (Figura 4.10).

Observação
- Quando o padrão morfológico de BRE é documentado e a duração do QRS é de 120 ms (0,12 s), então fica definido o diagnóstico de distúrbio da condução pelo ramo esquerdo (DCRE).

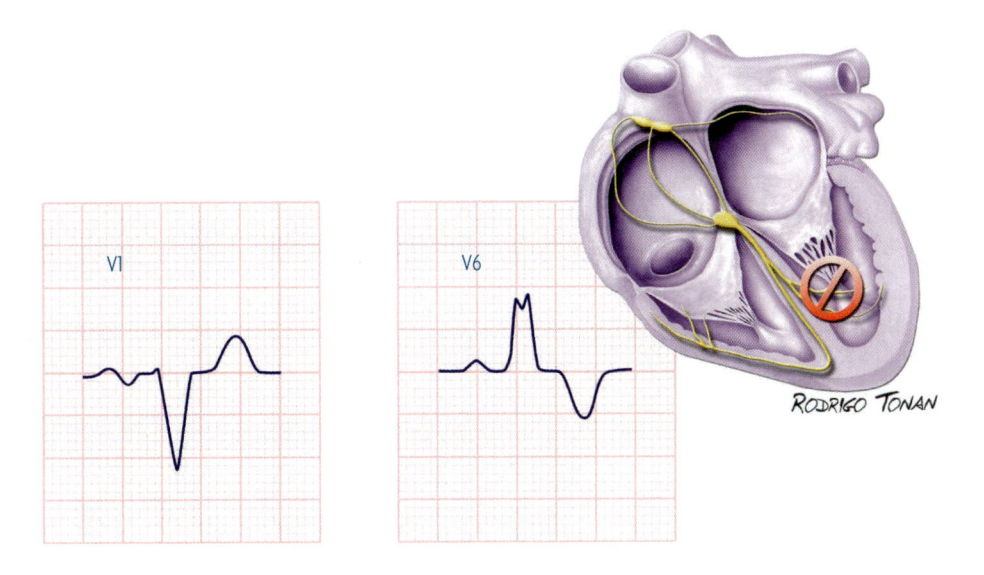

FIGUra 4.10

No BRE, o complexo QRS é alargado e predominantemente negativo em V1. Classicamente, documenta-se o padrão "em torre" na derivação V6.

BLOQUEIO DE RAMO DIREITO

O BRD ocorre quando há ritmo supraventricular, QRS alargado com duração superior a 120 ms (0,12 s) e padrão morfológico de inversão do normal nas precordiais (PH).

O alargamento do QRS ocorre principalmente às custas da porção final.

Em V1, nota-se um QRS predominantemente positivo com padrão classicamente trifásico (rsR'). Nas derivações laterais (V5/V6), nota-se uma onda S empastada (Figura 4.11).

Nos BRD, a onda T fica oposta ao retardo. Portanto, se a porção alargada do QRS está positiva, a onda T fica negativa e vice-versa.

O diagnóstico de bloqueio de ramo (direito ou esquerdo) deve ser definido com base nas alterações que ocorrem no plano horizontal. A Figura 4.12 ilustra as principais diferenças entre BRD e BRE.

Observação
- Quando o padrão morfológico de BRD é documentado e a duração do QRS é de 120 ms (0,12 s), então fica definido o diagnóstico de distúrbio da condução pelo ramo direito (DCRD).

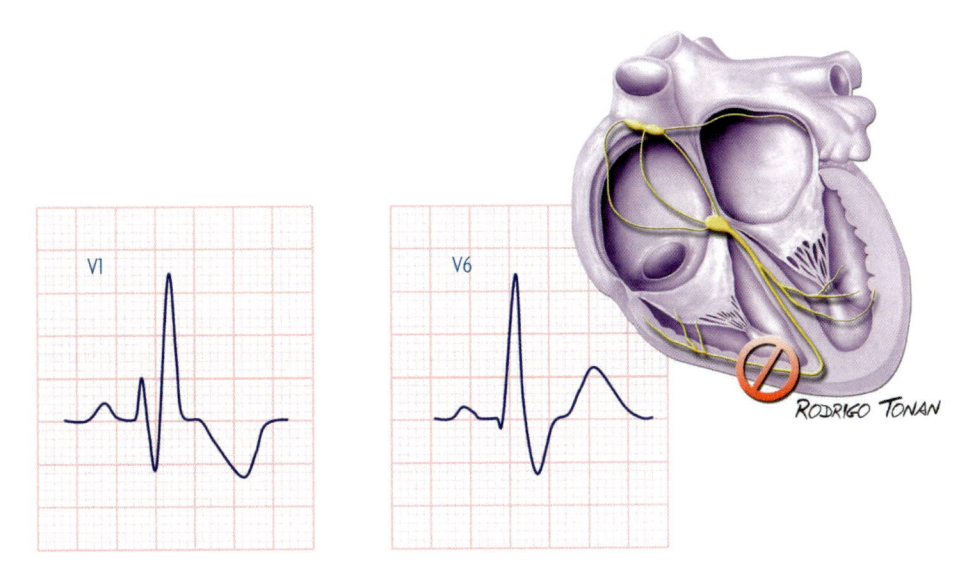

FIGUra 4.11

No BRD, o complexo QRS é alargado e predominantemente positivo em V1. Classicamente, documenta-se um padrão em "M" na derivação V1.

BLOQUEIO DE RAMO DIREITO *VERSUS* BLOQUEIO DE RAMO ESQUERDO

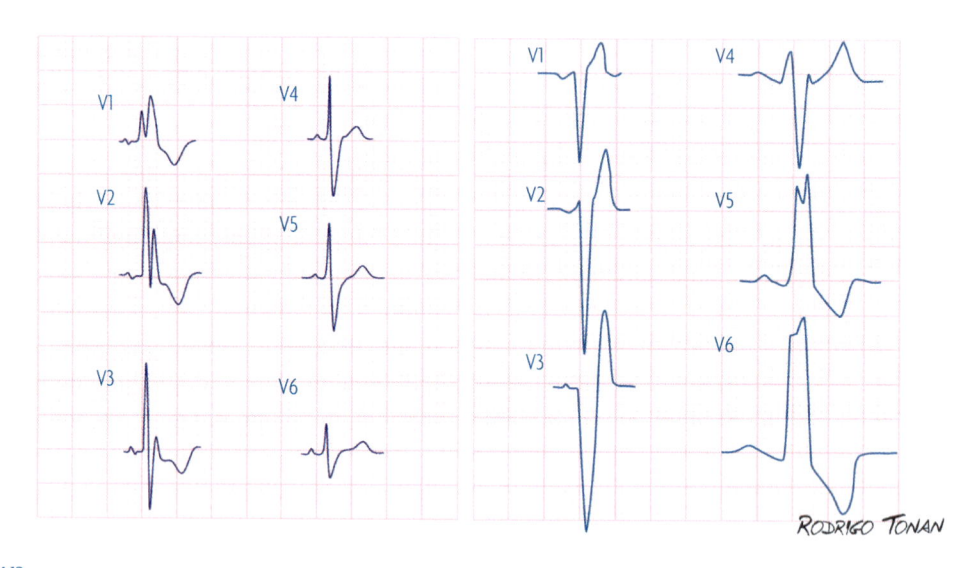

FIGUra 4.12

No BRD, o complexo QRS é alargado com atraso na porção final; no BRE, o alargamento ocorre na porção média. No BRD, o padrão morfológico lembra a letra M nas precordiais direitas e, no BRE, lembra uma torre nas precordiais esquerdas.

SÍNDROMES CORONÁRIAS AGUDAS

Augusto Hiroshi Uchida

- Angina instável
- Infarto agudo do miocárdio

ANGINA INSTÁVEL

Angina instável é uma forma de síndrome coronária aguda que possui uma ou mais das seguintes características:

- Angina de repouso ou aos mínimos esforços: com duração da dor torácica inferior a 2 minutos.
- Angina de início recente: com dor de forte intesidade que surgiu nos últimos 30 dias.
- Angina progressiva: com aumento de sua frequência, duração ou intensidade.
- Angina pós-IAM: a que ocorre até 2 semanas após o infarto agudo do miocárdio (IAM).

No eletrocardiograma (ECG), os pacientes com angina instável podem exibir desvios transitórios do segmento ST (depressão ou elevação) e alterações dinâmicas da polaridade da onda T. Tais alterações costumam ocorrer na vigência da dor torácica.

O diagnóstico de angina instável é clínico, e não há sinal eletrocardiográfico específico que caracterize seu quadro. Cerca de 18% dos pacientes com quadro de angina instável podem exibir no ECG um padrão denominado de sinal de Wellens (Figura 5.1). Este sinal é caracterizado pela presença de ondas T bifásicas (*plus-minus*) em V2 e V3, ocasionalmente de V1 a V4. O sinal de Wellens indica estenose crítica da artéria descedente anterior.

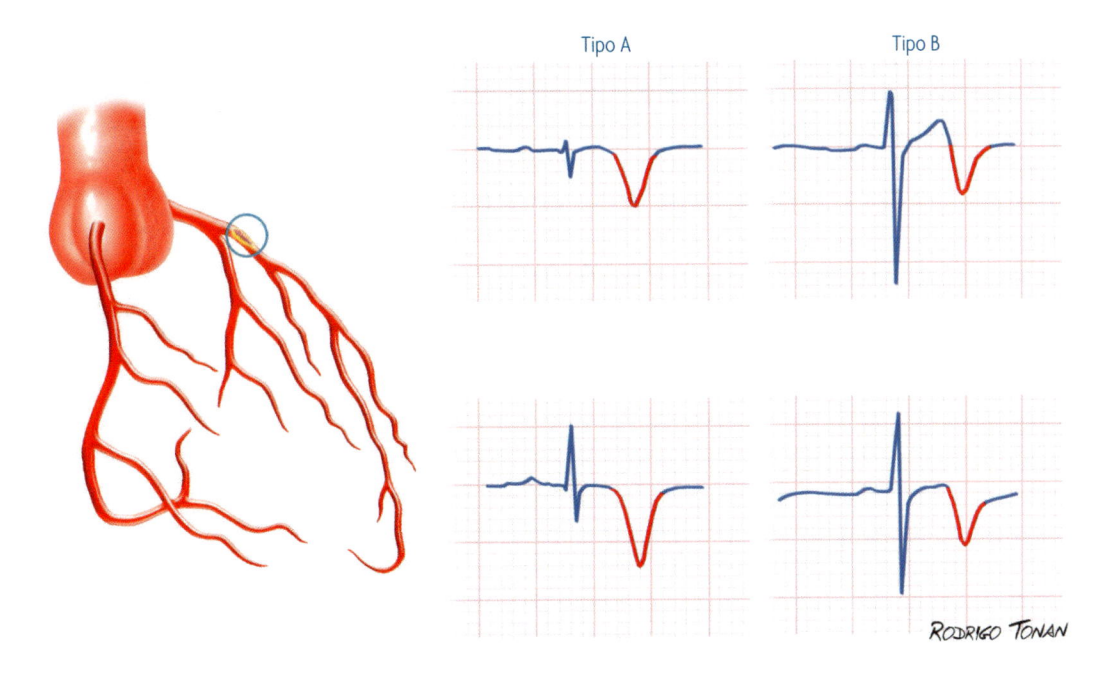

FIGURA 5.1
Casos de angina instável com sinal de Wellens (tipos A e B). O padrão mais característico é o tipo B, que ocorre em 25% dos casos. Usualmente, o sinal de Wellens ocorre quando o paciente está assintomático. Durante a crise de angina, o sinal clássico se modifica ou desaparece.

Existem duas apresentações do sinal de Wellens:

1. Tipo A – a onda T é negativa e profunda em V2 e V3.
2. Tipo B – a onda T é bifásica (*plus-minus*).

A síndrome de Wellens é uma entidade clinicoeletrocardiográfica caracterizada por:

- História de *angina pectoris*.
- Ausência de ondas Q patológicas e progressão normal da onda R nas precordiais.
- Elevação ausente ou discreta dos marcadores cardíacos séricos.
- Sinal de Wellens: ondas T *plus-minus* de V1 a V4.

Observação
- O sinal de Wellens indica suboclusão da artéria descendente anterior.

INFARTO AGUDO DO MIOCÁRDIO

O ECG é essencial para diagnóstico, prognóstico, classificação e definição do tratamento do IAM. Estima-se que o ECG é normal em 20% dos casos de IAM.

Uma vez definido o diagnóstico, o ECG classifica o IAM em dois tipos: com ou sem supradesnivelamento do segmento ST.

As alterações eletrocardiográficas clássicas do IAM dependem, essencialmente, de três aspectos:

1. Duração da isquemia: hiperaguda, aguda ou crônica.
2. Extensão: tamanho da área acometida.
3. Localização: região do coração acometida – diagnóstico topográfico.

Observações

O diagnóstico de IAM fundamenta-se nos seguintes aspectos:

- Dor torácica típica prolongada.
- ECG com elevação do segmento ST em duas derivações contíguas ou bloqueio de ramo esquerdo (BRE) novo.
- Elevação de enzimas cardíacas.

(A presença de dois destes três critérios define o diagnóstico de IAM.)

- Na fase hiperaguda (cerca de 5 minutos após oclusão da coronária), nota-se alteração da onda T. Ela fica proeminente e simétrica, com base larga (Figura 5.2).
- Na fase aguda do IAM, o ECG mostra os três "is" (Figura 5.3):
  1. Infarto: representado pela onda Q. Infarto é resultado da necrose isquêmica do miocárdio.
  2. Injúria: é o supradesnivelamento do segmento ST ou corrente de lesão. Representa uma área de miocárdio em risco.
  3. Isquemia: manifesta-se como alterações da onda T, principalmente inversão. Representa as áreas de miocárdio com sofrimento isquêmico, porém sem lesão estrutural.
- Na fase crônica, o ECG mostra tipicamente uma onda Q patológica (Figura 5.4). Todavia, em 30% dos casos, o IAM não gera sequelas eletrocardiográficas.

O IAM sem supra caracteriza-se por sinais e sintomas da síndrome coronária aguda com inversão de onda T, depressão do segmento ST ou até mesmo um ECG normal. Diferencia-se da angina instável por apresentar elevações significativas de marcadores enzimáticos de lesão miocárdica (CKMB, troponina).

Pacientes que se apresentam com IAM sem supra têm melhor prognóstico a curto prazo, mas pior a médio e longo prazos. Em geral, apresentam lesões endocárdicas, mas são portadores de múltiplas lesões obstrutivas nas coronárias. Já os pacientes que apresentam quadros de IAM com supra costumam mostrar dano miocárdico transmural, mas são usualmente uniarteriais (Figura 5.5).

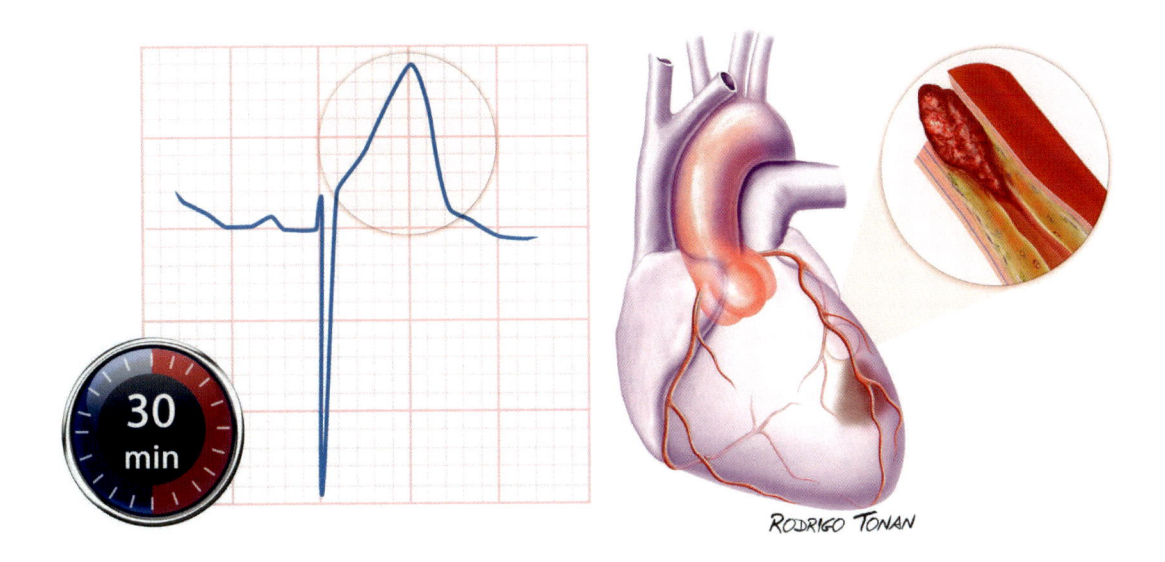

FIGura 5.2a
Onda T hiperaguda do infarto agudo do miocárdio. Ocorre, transitoriamente, nos primeiros 30 minutos da oclusão coronária. Tem aspecto apiculado, grande amplitude e base larga.

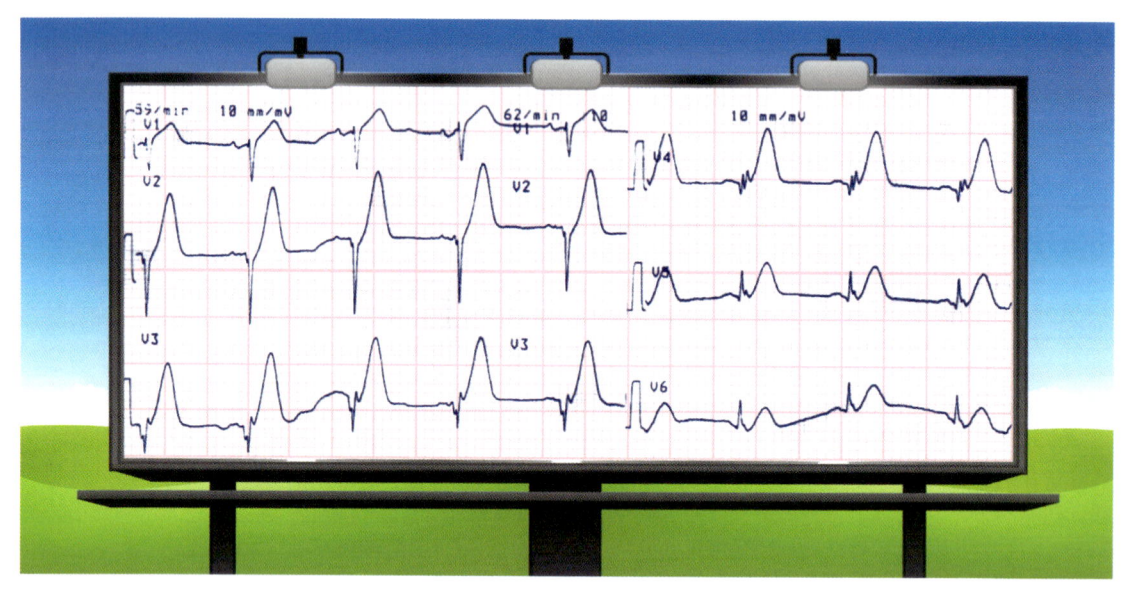

FIGura 5.2b
Exemplo de onda T hiperaguda em paciente com infarto agudo do miocárdio anterior em evolução.

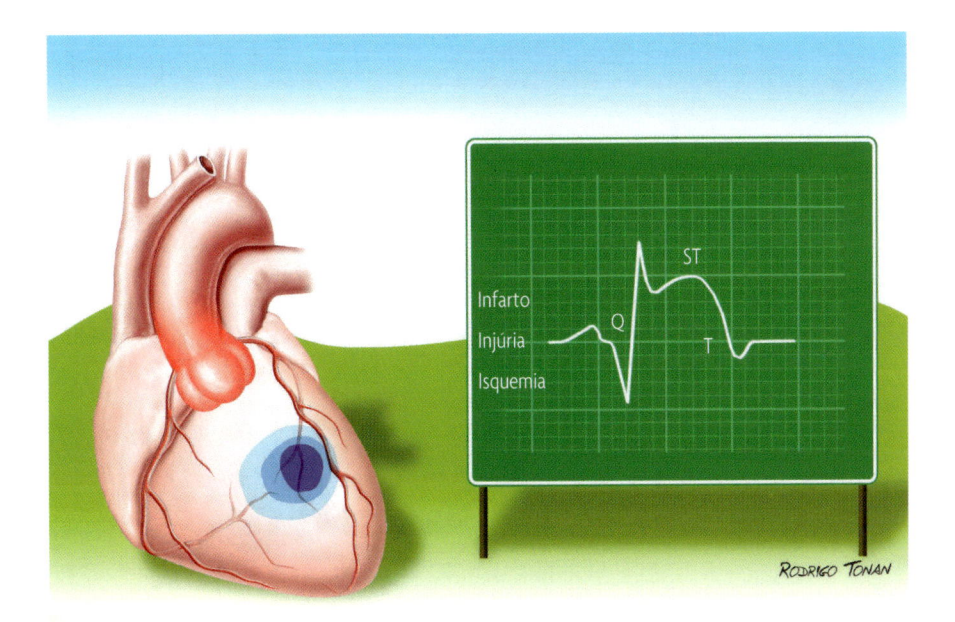

FIGURA 5.3
Regra dos 3 is. Infarto: necrose (dano irreversível) corresponde à onda Q; injúria: corrente de lesão que corresponde à elevação do segmento ST; isquemia: falta de suprimento sanguíneo que corresponde à inversão da onda T.

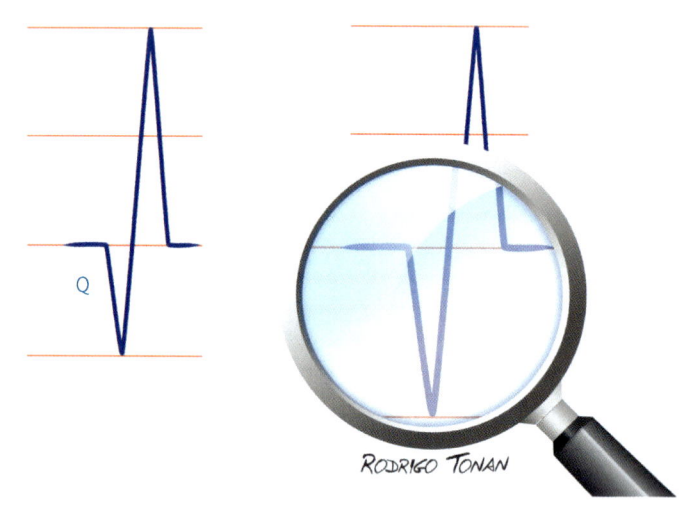

FIGUra 5.4

A onda Q é considerada patológica quando possui duração superior a 0,04 s e/ou possui pelo menos 25% da amplitude da onda R correspondente. Ela representa uma área eletricamente inativa (área de necrose). A onda Q também é considerada patológica se possuir 1/3 da amplitude da onda R.

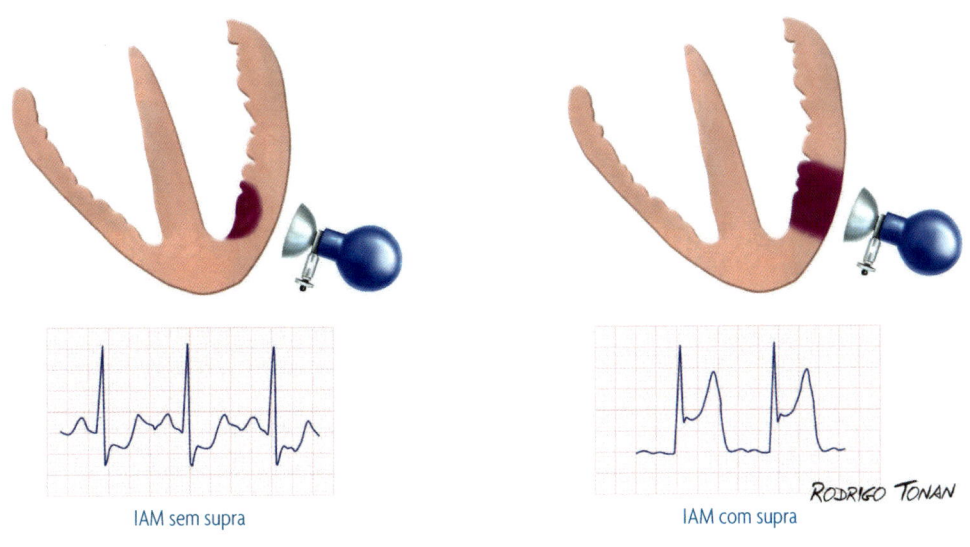

IAM sem supra

IAM com supra

Figura 5.5
Diferenças entre os infartos com supra e sem supradesnivelamento do segmento ST.

Diagnóstico topográfico do infarto agudo do miocárdio

No diagnóstico topográfico do IAM, define-se qual a região acometida do coração, visando inferir qual a coronária culpada pelo evento. Na Tabela 5.1, compara-se a classificação topográfica adotada atualmente com a antiga, mas que ainda é amplamente empregada.

Nas Figuras 5.6 a 5.13, estão ilustrados os diversos tipos de IAM segundo a classificação topográfica atual.

Tabela 5.1 Classificação topográfica das áreas do coração

Classificação topográfica antiga		Classificação topográfica atual	
Anterosseptal	V1 e V2	Septal	V1 e V2
Anterior extenso	V1 a V6, eventualmente DI e aVL também	Médio-anterior	DI e aVL, eventualmente V1 e V2 (poupa V5 e V6)
Apical ou lateral	V5 e V6	Apical	V3 e V4, eventualmente V5 e V6
Lateral alto	aVL e DI	Anterior extenso	V1 a V6, eventualmente DI e aVL
Inferior ou diafragmático	DII, DIII e aVF	Lateral	V1 e V2 (recíproco), eventualmente DI e aVL, V5 e V6
Dorsal ou posterior	V7, V8, V9, imagem recíproca ou imagem em "espelho" em V1 e V2	Inferior	DII, DIII e aVF
Ventrículo direito	V3R, V4R	Ventrículo direito	V3R, V4R

Nota: atualmente, os termos posterior e lateral alto são considerados incorretos e devem ser trocados para lateral e anterolateral estrito.

Infarto agudo do miocárdio septal

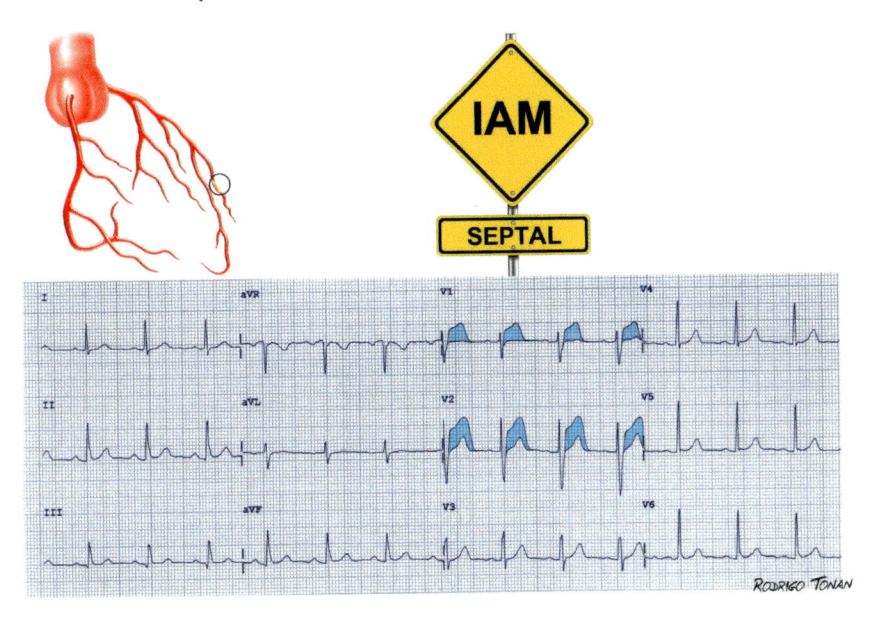

FIGUra 5.6
O infarto agudo do miocárdio septal gera alterações em V1 e V2 e ocorre por oclusão na porção distal da artéria diagonal.

Infarto agudo do miocárdio médio-anterior

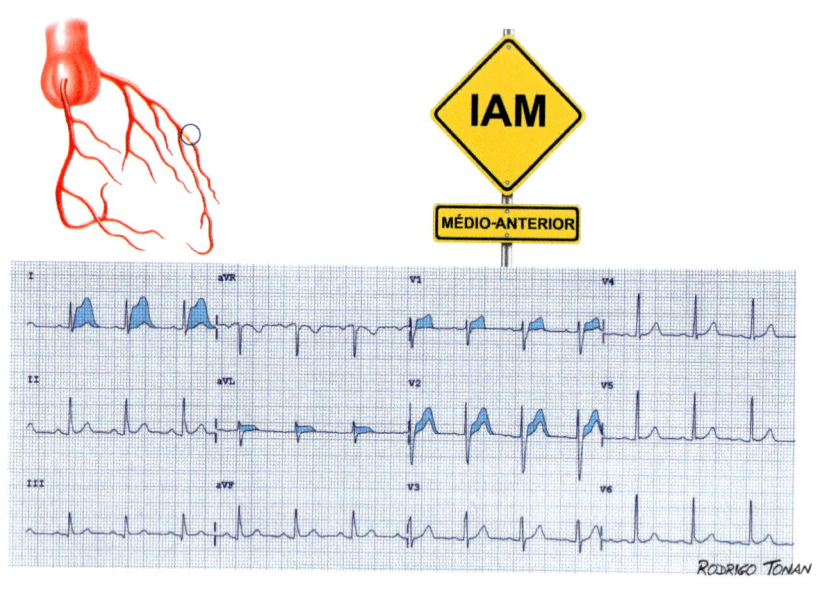

FIGura 5.7
O infarto agudo do miocárdio médio-anterior gera alterações em DI e aVL e, eventualmente, em V1 e V2. Decorre de oclusão na porção proximal da artéria diagonal.

Infarto agudo do miocárdio apical anterior

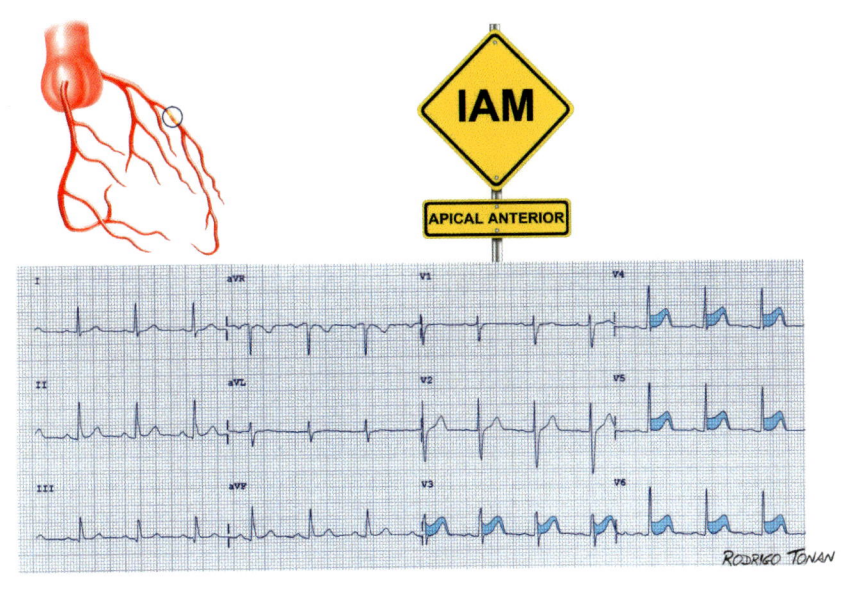

FIGURA 5.8
O infarto agudo do miocárdio apical gera alterações em V3 e V4 e, eventualmente, em V5 e V6. Decorre de oclusão no terço médio da artéria descendente anterior.

Infarto agudo do miocárdio anterior extenso

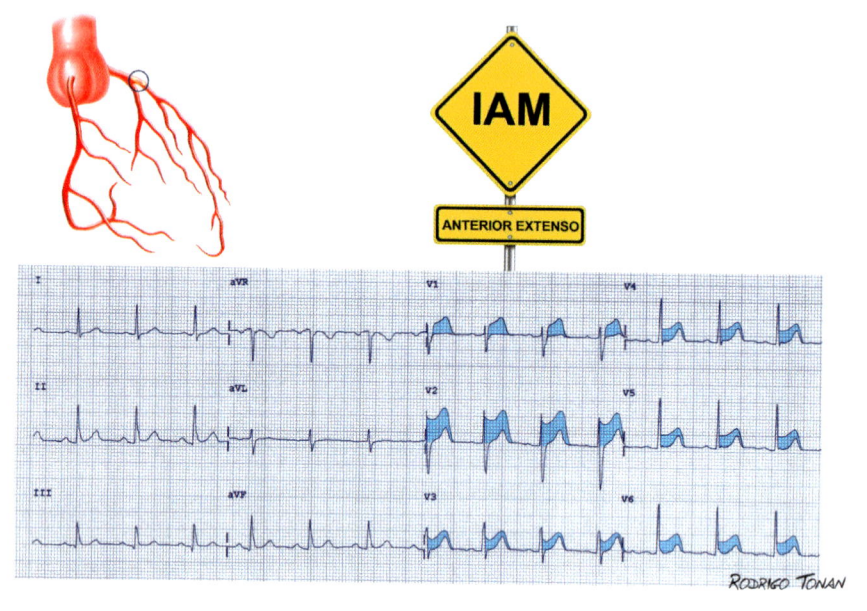

FIGUra 5.9
O infarto agudo do miocárdio anterior extenso gera alterações de V1 a V6 e decorre de oclusão na porção proximal da artéria descendente anterior.

Infarto agudo do miocárdio lateral

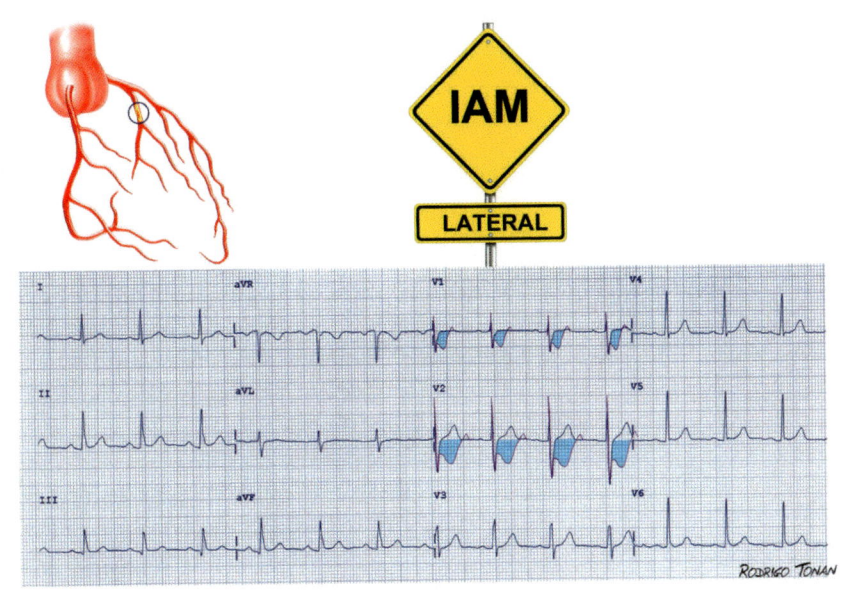

FIGURA 5.10
O infarto agudo do miocárdio lateral gera alterações recíprocas em V1 e V2 e decorre de oclusão na porção proximal da artéria circunflexa.

Infarto agudo do miocárdio inferior

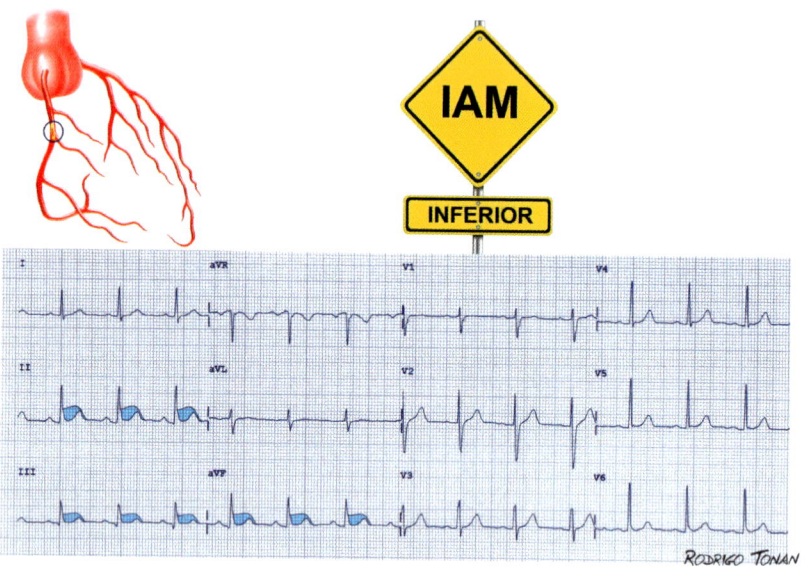

FIGUra 5.11
O infarto agudo do miocárdio inferior gera alterações em DII, DIII e aVF e decorre de oclusão na artéria coronária direita.

Infarto agudo do miocárdio inferolateral

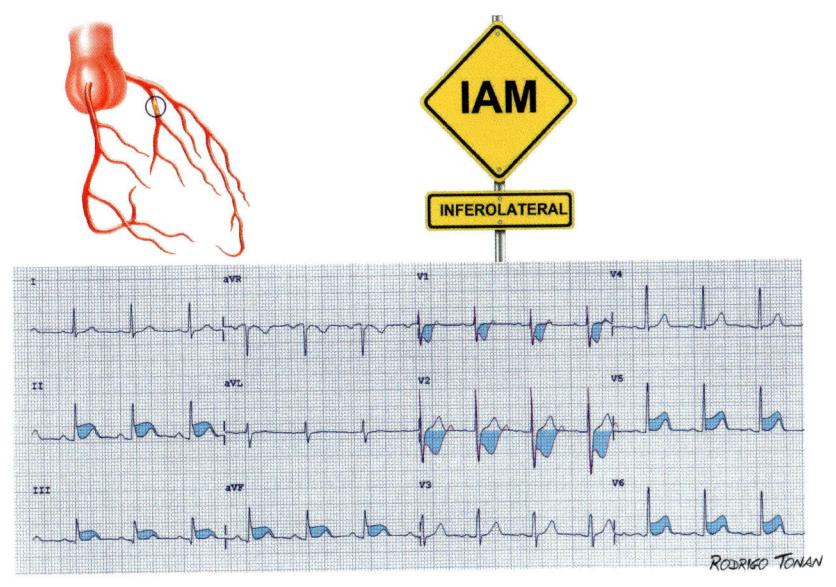

FIGUra 5.12

O infarto agudo do miocárdio inferolateral gera alterações em DII, DIII e aVF, V5, V6 e, eventualmente, com alterações recíprocas em V1 e V2. Ocorre por oclusão proximal da artéria circunflexa.

Infarto agudo do miocárdio inferior do ventrículo direito

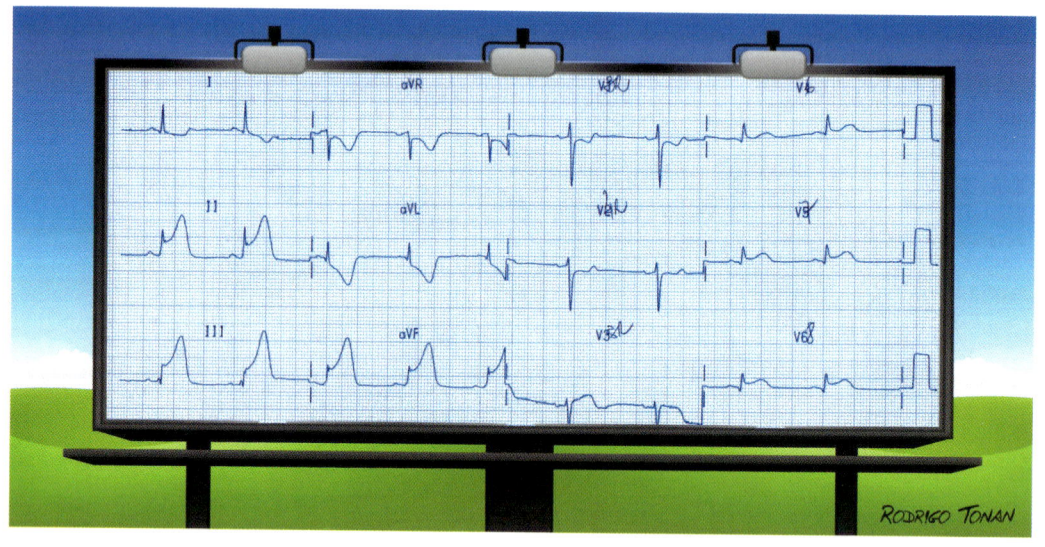

FIGUFa 5.13

Infarto agudo do miocárdio do ventrículo direito. O infarto isolado do ventrículo direito é muito raro. Habitualmente, é uma complicação do infarto agudo do miocárdio inferior. Ocorre em até 50% destes casos. O diagnóstico de infarto agudo do miocárdio do ventrículo direito é definido pela documentação de elevação do segmento ST de 1 mm nas precordiais direitas, principalmente em V4R.

DIAGNÓSTICO EVOLUTIVO DO INFARTO AGUDO DO MIOCÁRDIO

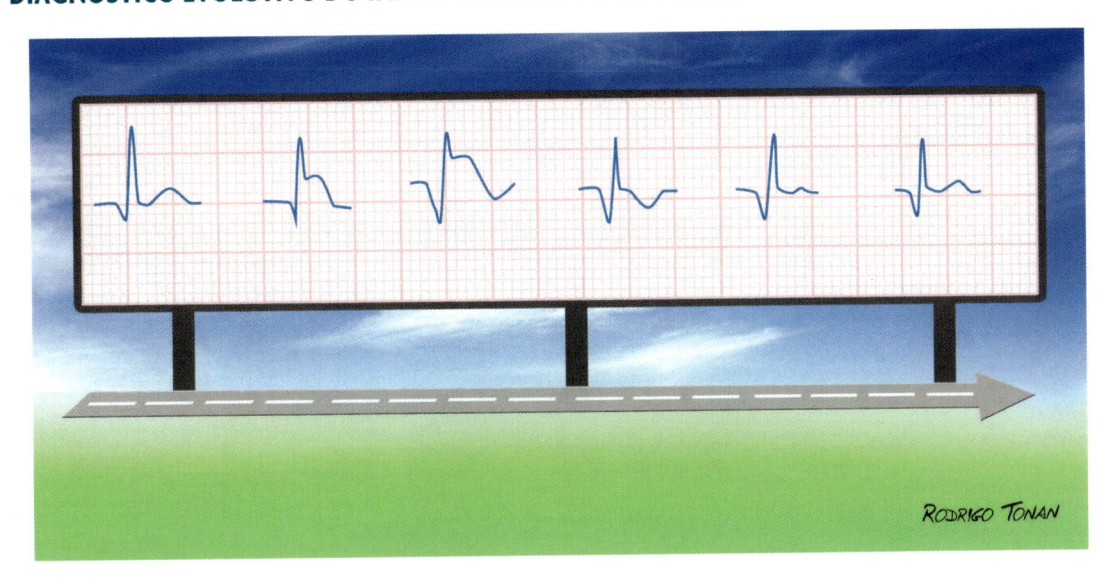

FIGURA 5.14
Evolução sequencial natural das alterações eletrocardiográficas do infarto agudo do miocárdio. Partindo-se de um ECG normal, nota-se na fase aguda a elevação do segmento ST. Em seguida, a onda Q vai se tornando patológica e a onda T fica invertida. Após algumas semanas nota-se a resolução do segmento ST. A onda T vai ganhando polaridade positiva e pode normalizar após alguns meses do evento agudo.

O FENÔMENO: BLOQUEIO DE LESÃO

Em alguns casos de IAM com supra, é possível documentar uma elevação do segmento ST de grande magnitude, como mostra a Figura 5.15. Trata-se do fenômeno denominado de bloqueio de lesão, que indica acometimento isquêmico extenso da rede de Purkinje.

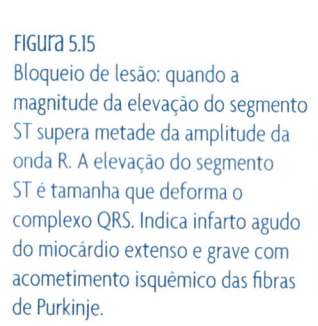

FIGUra 5.15
Bloqueio de lesão: quando a magnitude da elevação do segmento ST supera metade da amplitude da onda R. A elevação do segmento ST é tamanha que deforma o complexo QRS. Indica infarto agudo do miocárdio extenso e grave com acometimento isquêmico das fibras de Purkinje.

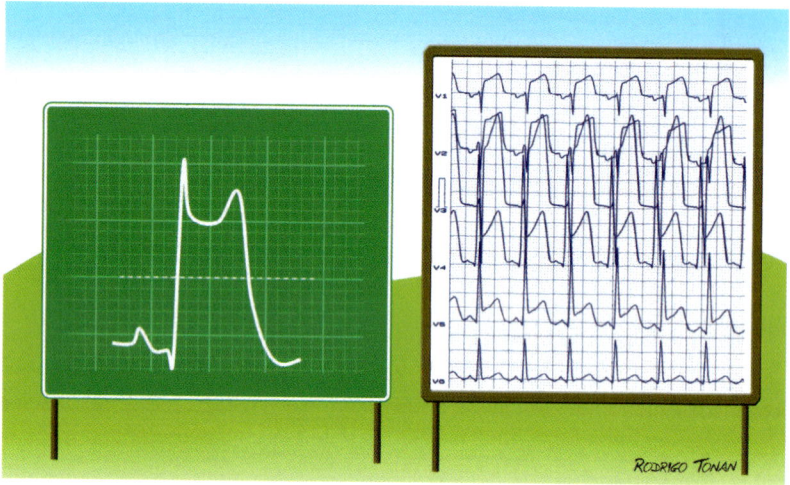

DIAGNÓSTICO DIFERENCIAL – SUPRADESNIVELAMENTO DO SEGMENTO ST

A elevação do segmento ST pode ocorrer em outras situações que podem simular IAM:

- Repolarização precoce.
- Variantes do normal.
- Registro artefatual.
- Sobrecarga ventricular esquerda.
- Cardiomiopatia hipertrófica.
- BRE.
- Estimulação cardíaca artificial.
- Tako-Tsubo.
- Pericardite.
- Miocardite.
- Distúrbios hidreletrolíticos.
- Embolia pulmonar.
- Aneurisma de VE.
- Feocromocitoma.
- Síndrome de Brugada.
- Displasia arritmogênica do VD.
- Pancreatite.
- Hipotermia.
- Acidente vascular cerebral hemorrágico (AVCH).

As principais condições que devem ser lembradas no diagnóstico diferencial do IAM estão ilustradas nas Figuras 5.16 e 5.17.

DIAGNÓSTICO DIFERENCIAL – REPOLARIZAÇÃO PRECOCE

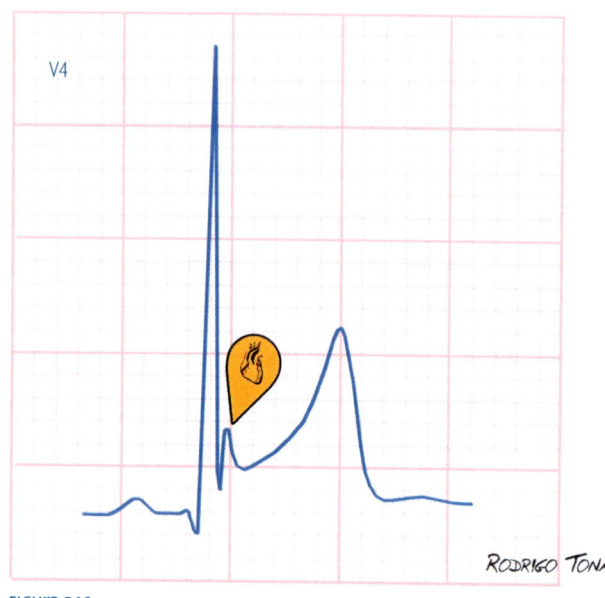

Repolarização precoce
Ocorre em cerca de 2% na população geral. Mais frequentemente, em adultos jovens, do sexo masculino.

Padrão do eletrocardiograma
Elevação do segmento ST com morfologia côncava, localização preferencial nas derivações precordiais com depressão recíproca do ST em aVR, onda T alta e apiculada e entalhes na onda R.
Outros dados eletrocardiográficos que costumam acompanhar o padrão de repolarização precoce são: presença de ondas U, bradicardia sinusal e intervalo PR curto.

FIGURA 5.16
A repolarização precoce caracteriza-se por apresentar relação ST/T < 0,25.

DIAGNÓSTICO DIFERENCIAL – PERICARDITE

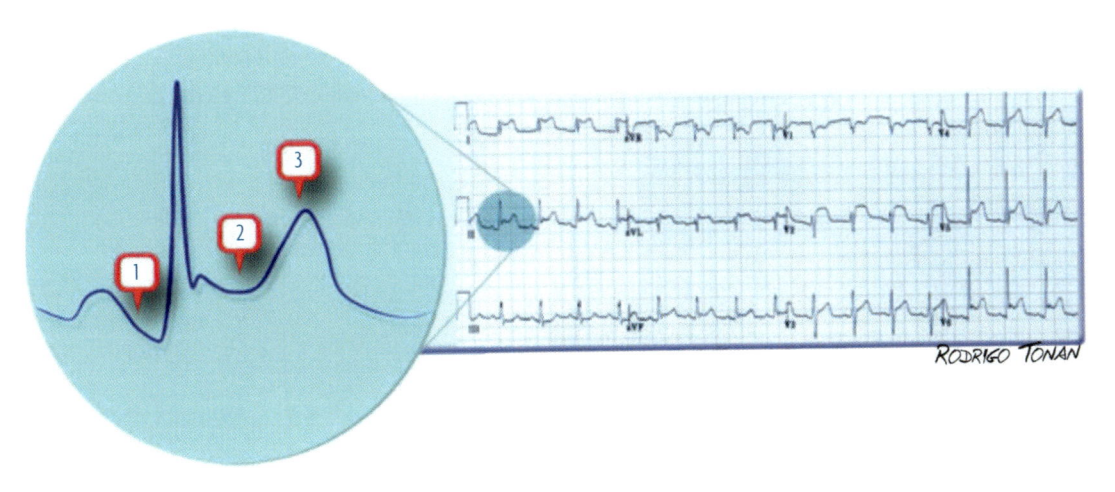

FIGUIa 5.17
Na pericardite, notam-se depressão do segmento PR (1), padrão de elevação côncava do segmento ST (2) e onda T concordante com o segmento ST (3).

INFARTO AGUDO DO MIOCÁRDIO NO PORTADOR DE BLOQUEIO DE RAMO ESQUERDO

- Elevação do segmento ST de pelo menos 1 mm ($\geq$ 1 mm), concordante com o complexo QRS – escore de 5 pontos.
- Depressão do segmento ST de pelo menos 1 mm ($\geq$ 1 mm) em V1, V2 ou V3 – escore de 3 pontos.
- Elevação do segmento ST de pelo menos 5 mm ($\geq$ 5 mm) discordante do complexo QRS – escore de 2 pontos.

> **Critérios de Sgarbossa**
> Um escore igual ou superior a 3 pontos define o diagnóstico de IAM.

A Figura 5.18 ilustra os principais aspectos eletrocardiográficos dos critérios de Sgarbossa.

A presença de BRE limita a análise do ECG para diagnóstico de IAM. Os critérios de Sgarbossa podem auxiliar a definição do diagnóstico de IAM no portador de BRE.

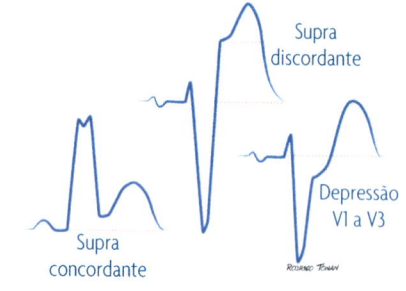

FIGURA 5.18
Critérios para o diagnóstico de IAM no portador de BRE.

Capítulo 6

ARRITMIAS

Augusto Hiroshi Uchida

Natanael Vilela Morais

- Extrassístoles, bradiarritmias, taquiarritmias

EXTRASSÍSTOLES

Extrassístoles são batimentos precoces por definição e podem ser classificadas como ventriculares ou supraventriculares (Figura 6.1).

- Extrassístoles ventriculares são batimentos precoces com QRS alargados e morfologia distinta daquela vista em ritmo sinusal (Figuras 6.2 e 6.3). Após uma extrassístole ventricular, ocorre uma pausa compensatória.
- Extrassístoles supraventriculares são batimentos precoces com QRS geralmente estreitos e com morfologia igual ou semelhante àquela vista em ritmo sinusal (Figuras 6.4 e 6.5). Após uma extrassístole supraventricular, ocorre uma pausa não compensatória. Extrassístoles supraventriculares com aberrância de condução podem simular extrassístoles ventriculares.

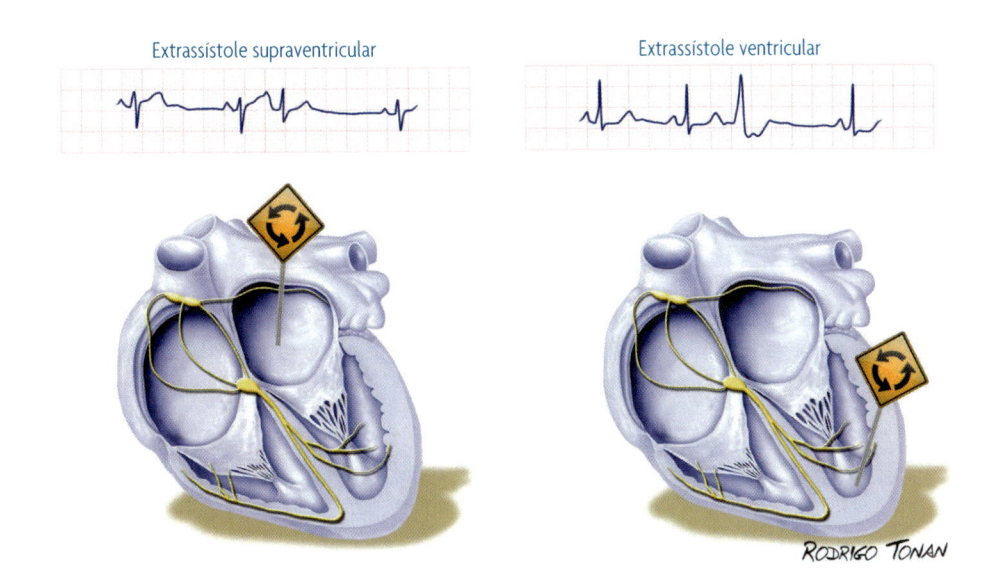

FIGURA 6.1

As extrassístoles ventriculares originam-se nos ventrículos, e as supraventriculares são originadas acima da bifurcação do feixe de His.

Formas de apresentação
Extrassístoles ventriculares.

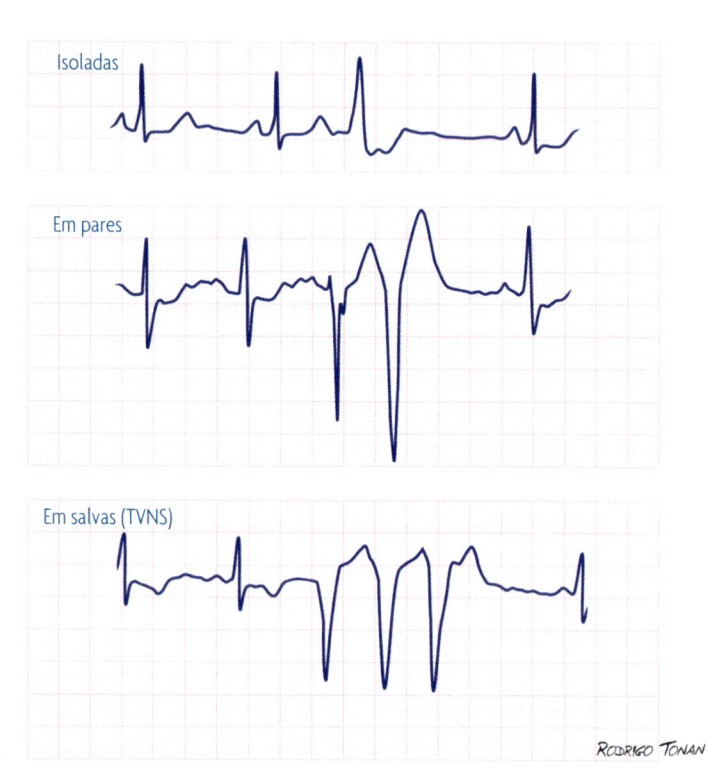

FIGura 6.2
Extrassístoles ventriculares podem se
apresentar isoladas, em pares ou em salvas.

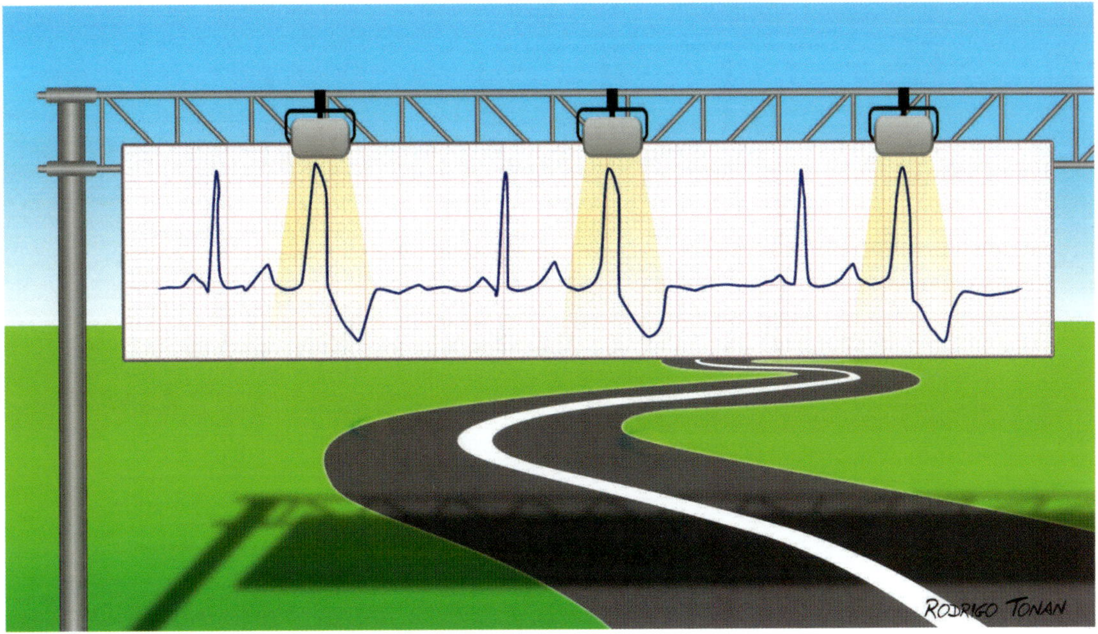

FIGUra 6.3
Extrassístoles ventriculares podem se apresentar com ciclos de bigeminismo. O bigeminismo é definido quando os batimentos prematuros isolados (em destaque) se alternam com batimentos normais.

Extrassístoles supraventriculares isoladas

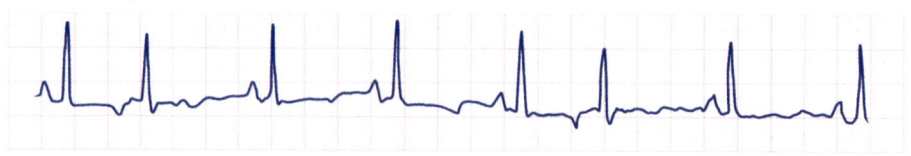

Bigeminismo atrial

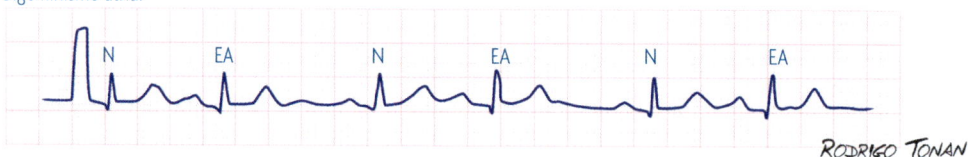

RODRIGO TONAN

FIGUra 6.4

Extrassístoles supraventriculares podem se apresentar isoladas ou com ciclos de bigeminismo. N: normal (sinusal); EA: extrassístole atrial.

> **Observação**
> - Extrassístoles supraventriculares também podem se apresentar em pares e em salvas (episódios de taquicardia atrial não sustentada ou sustentada).

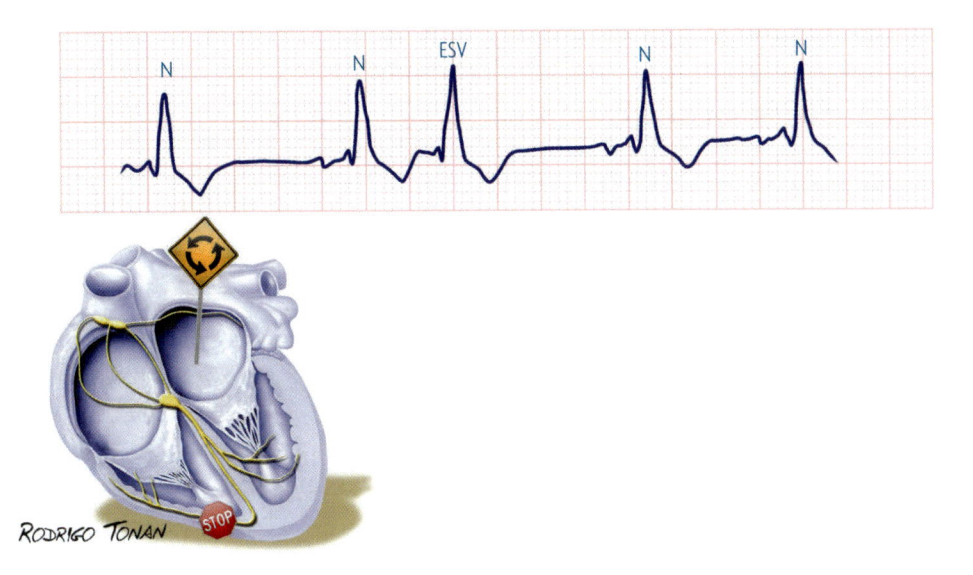

FIGURA 6.5

Extrassístoles supraventriculares são batimentos precoces com QRS que mantêm morfologia igual ou semelhante daquela vista em ritmo sinusal. No caso, havia um bloqueio direito em ritmo sinusal e surgiu uma extrassístole supraventricular.

BRADIARRITMIAS

As bradiarritmias são arritmias que cursam com frequência inferior a 50 bpm, seja de forma transitória ou permanente. Existem, ainda, bradicardias relativas que, apesar da frequência cardíaca encontrar-se dentro da faixa normal, estão abaixo da frequência que atenda às demandas metabólicas do organismo.

Existem dois grandes grupos de bradiarritmias:

1. Disfunções do nó sinusal.
2. Bloqueios atrioventriculares.

No grupo das disfunções do nó sinusal, existem:

- Bloqueios sinoatriais (BSA).
- Pausas sinusais.
- Síndrome bradicardia-taquicardia.
- Bradicardia sinusal inapropriada.

No grupo dos bloqueios atrioventriculares, existem:

- Bloqueio atrioventricular de primeiro grau.
- Bloqueios atrioventriculares de segundo grau.
- Bloqueio atrioventricular de terceiro grau.

BLOQUEIOS SINOATRIAIS

As disfunções do nó sinusal (DNS) são, habitualmente, documentadas em idosos cardiopatas. E, em geral, evoluem de forma imprevisível e maligna. Em crianças, costumam ocorrer no pós-operatório de cirurgia cardíaca.

Os bloqueios sinoatriais (BSA) são classificados como:

- BSA de primeiro grau.
- BSA de segundo grau.
- BSA de terceiro grau.

Os BSA de primeiro e terceiro graus não são reconhecidos no eletrocardiograma (ECG) de repouso.

O BSA de segundo grau pode ser reconhecido no ECG de repouso e é classificado em dois tipos:

1. BSA de segundo grau Mobitz 1 (Figura 6.6).
2. BSA de segundo grau Mobitz 2 (Figura 6.7).

Os principais diagnósticos diferenciais dos bloqueios sinoatriais são a pausa sinusal (Figura 6.8) e a parada sinusal (Figura 6.9).

Bloqueio sinoatrial de segundo grau – tipo Mobitz 1 (Wenckebach)

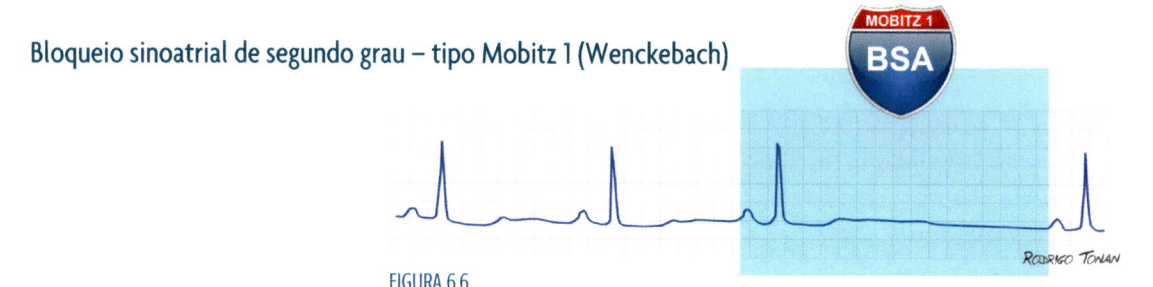

FIGURA 6.6
Exemplo de BSA de segundo grau tipo 1. O intervalo PP diminui progressivamente até que ocorra a pausa. A redução progressiva do intervalo PP é denominada de fenômeno de Wenckebach.

Bloqueio sinoatrial de segundo grau – tipo Mobitz 2

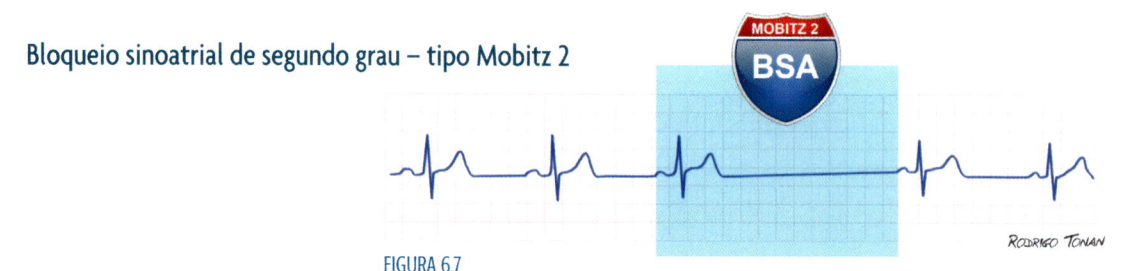

FIGURA 6.7
Exemplo de BSA de segundo grau tipo 2. O intervalo PP é fixo até que ocorra a pausa. O intervalo da pausa é, geralmente, o dobro do ciclo PP precedente.

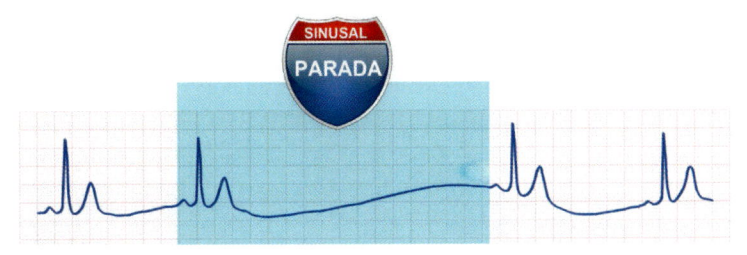

FIGURA 6.8
Exemplo de pausa sinusal. O ciclo PP é o mesmo antes e após a pausa. Esta não modifica o ciclo sinusal, e o intervalo da pausa não é um múltiplo do ciclo PP precedente.

FIGURA 6.9
Exemplo de parada sinusal. Os ciclos PP, antes e após a pausa, são distintos, pois um novo ciclo PP se inicia após a pausa.

A pausa sinusal pode ser confundida com extrassístole atrial bloqueada (Figura 6.10) e com arritmia sinusal respiratória (Figura 6.11) que são condições benignas, ao contrário da pausa sinusal.

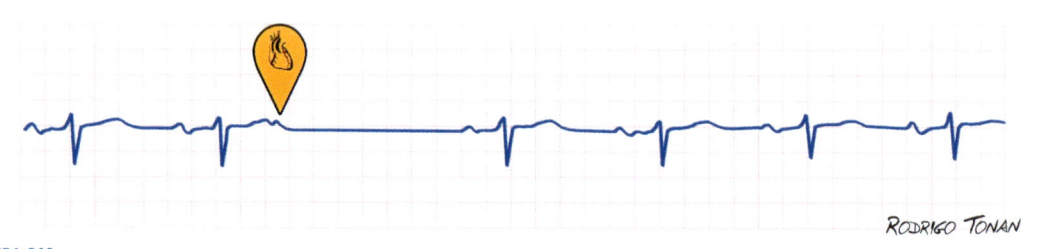

FIGURA 6.10
Extrassístole atrial bloqueada. Um batimento prematuro atrial é bloqueado pelo nó atrioventricular e não gera um complexo QRS.

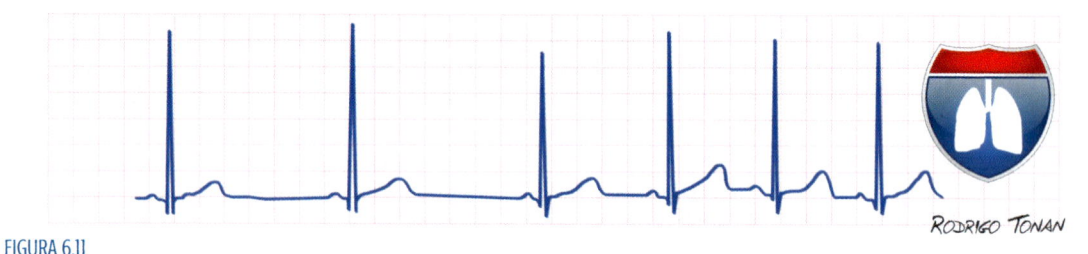

FIGURA 6.11
Arritmia sinusal respiratória. Notam-se variações do ciclo sinusal por influência da respiração. A inspiração aumenta o tônus vagal e promove uma bradicardia. Com a expiração, a frequência cardíaca acelera.

Síndrome bradicardia-taquicardia

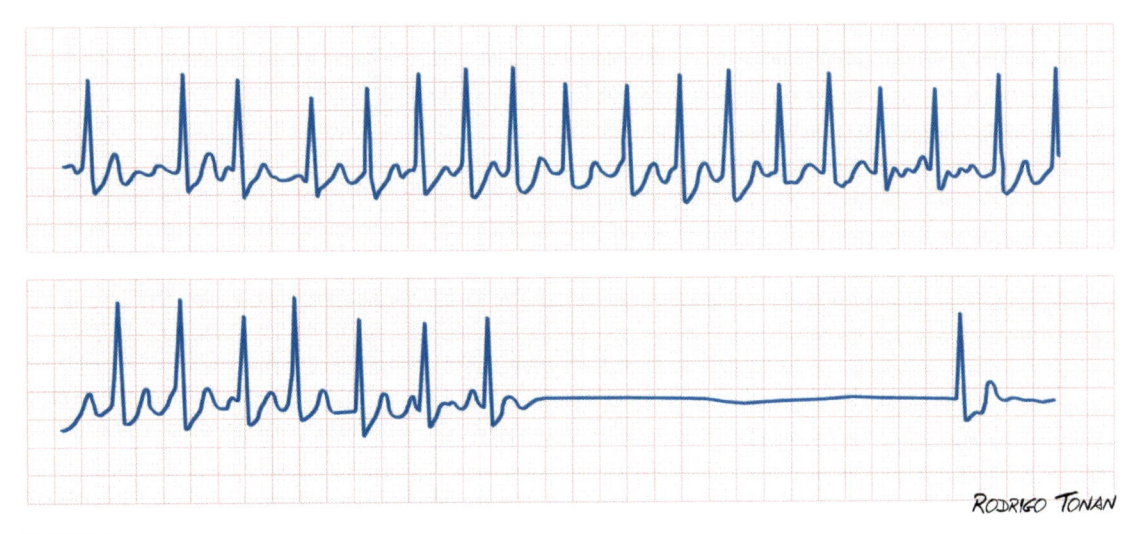

FIGURA 6.12
Síndrome bradicardia-taquicardia. Um surto de fibrilação atrial paroxística atordoa o nó sinusal e promove uma pausa. Um escape juncional assume o ritmo após a pausa.

BLOQUEIOS ATRIOVENTRICULARES

Os bloqueios atrioventriculares (BAV) são distúrbios da condução por "alentecimento" da condução nos átrios, no nó atrioventricular (NAV) ou no feixe de His e seus ramos. Há um bloqueio ou retardo acentuado, transitório ou permanente, da condução do estímulo elétrico que vai dos átrios para os ventrículos.

Os BAV são classificados da seguinte maneira:

- BAV de primeiro grau (BAV1 – Figura 6.13).
- BAV de segundo grau (BAV2) Mobitz 1 ou Wenckebach (Figura 6.14).
- BAV de segundo grau Mobitz 2 (Figura 6.15).
- BAV de segundo grau fixo (Figura 6.17).
- BAV de segundo grau avançado.
- BAV de terceiro grau ou bloqueio AV total – BAVT (Figura 6.18).

Bloqueio atrioventricular de primeiro grau

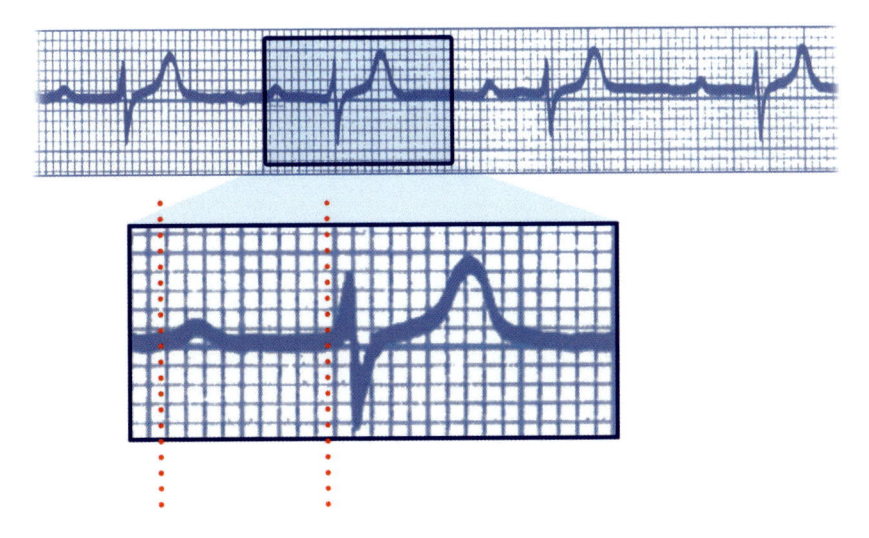

FIGURA 6.13

BAV1: todos os estímulos atriais são conduzidos aos ventrículos com intervalo PR prolongado. A relação AV é de 1:1, ou seja, uma onda P para cada QRS.

Bloqueio atrioventricular de segundo grau (Mobitz 1)

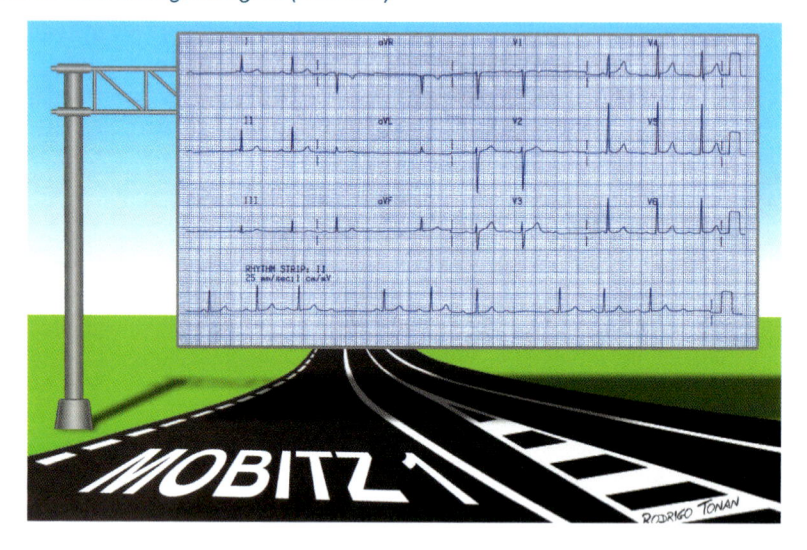

FIGURA 6.14

BAV de segundo grau (Mobitz 1): nem todos os estímulos atriais são conduzidos aos ventrículos. O BAV2 Mobitz 1 caracteriza-se pela presença do fenômeno de Wenckebach, que se expressa no ECG por meio de ciclos que apresentam progressivo prolongamento do intervalo PR até que uma onda P seja bloqueada. O grau de prolongamento do intervalo PR, habitualmente, é cada vez menor (incrementos decrescentes), o que explica o progressivo encurtamento dos intervalos RR. Usualmente, tem caráter benigno.

Bloqueio atrioventricular de segundo grau (Mobitz 2)

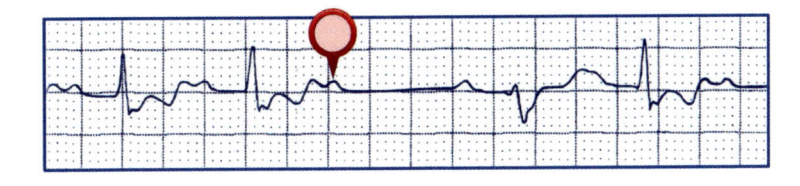

FIGURA 6.15

BAV2 (Mobitz 2): o intervalo PR é fixo e o bloqueio ocorre de forma súbita. A duração do intervalo PR é idêntica, antes e após a onda P bloqueada. Os complexos QRS são normalmente alargados com duração e morfologia de bloqueio de ramo em 65% dos casos. São bloqueios graves com alta taxa de degeneração para BAVT.

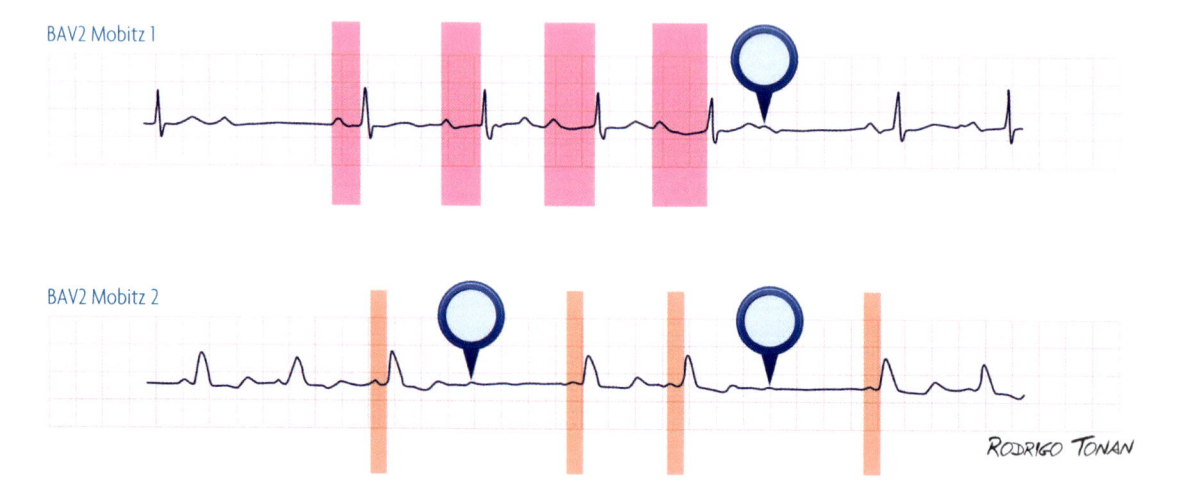

FIGURA 6.16

Comparação entre os BAV de segundo grau Mobitz 1 e Mobitz 2. No Mobitz 1, nota-se o fenômeno de Wenckebach com um aumento progressivo do intervalo PR até que uma onda P seja bloqueada. No Mobitz 2, o intervalo PR é fixo antes e após a onda P bloqueada.

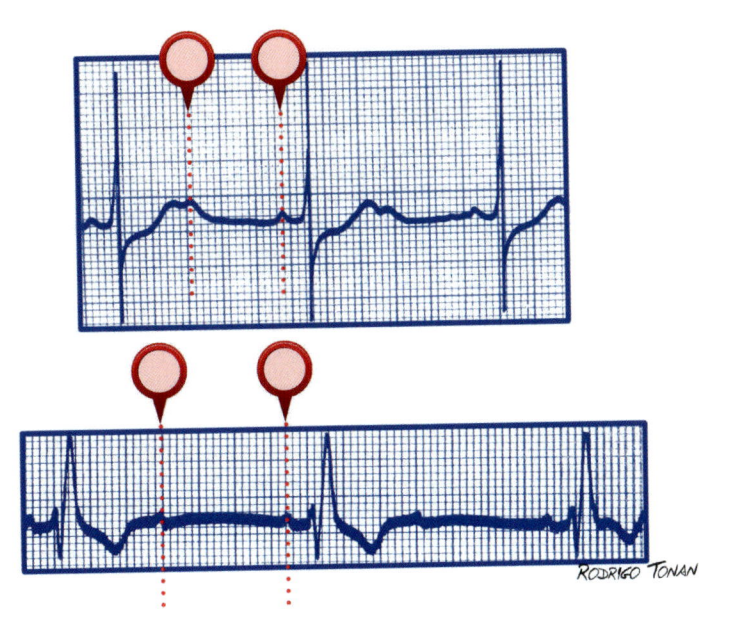

FIGURA 6.17
BAV2 fixo 2:1: a relação AV é fixa. A cada duas ondas P, nota-se um complexo QRS – relação AV 2:1. Pode ocultar um BAV2 Mobitz 1 ou Mobitz 2.

BAV de segundo grau avançado

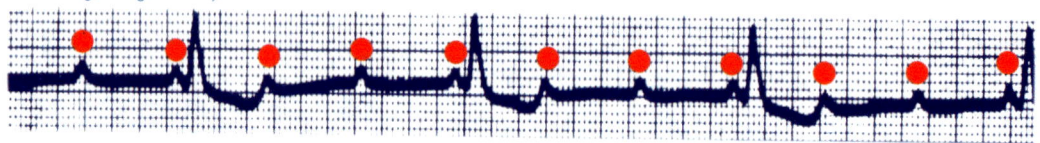

BAVT com QRS largo

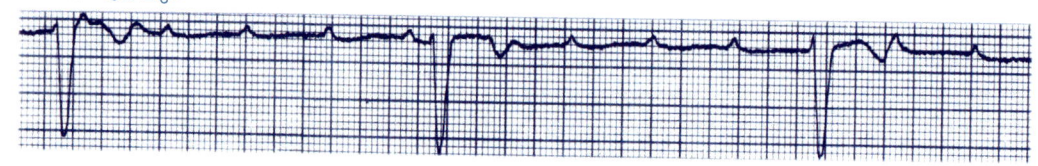

BAVT com QRS estreito

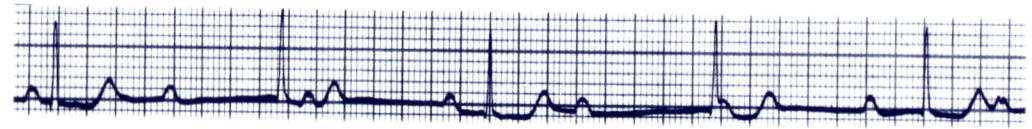

FIGURA 6.18
Exemplos de BAV2 avançado e de BAVT. No BAV2 avançado, a relação P:QRS é 3:1 ou superior, podendo haver períodos de dissociação atrioventricular. O BAVT pode manifestar-se com QRS largo ou estreito. Quando o BAVT tem QRS largo, tem caráter de alta gravidade.

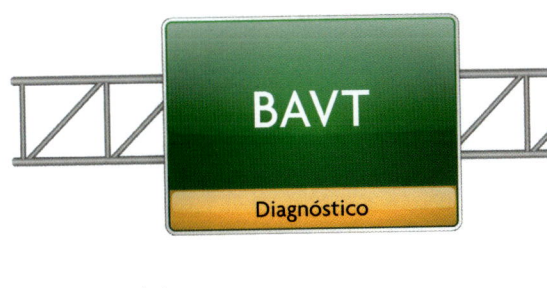

O diagnóstico de BAVT é definido pelas seguintes características:

- Dissociação atrioventricular: ondas P dissociadas do complexo QRS aparecem no ECG com intervalos PR distintos a cada ciclo e, eventualmente, algumas ondas P se fundem com os complexos QRS.
- A frequência atrial (PP) é superior à frequência ventricular (RR).

Observações
- Existem outras causas de dissociação atrioventricular. Por exemplo: taquicardia ventricular e ritmo juncional.
- O quadro de BAVT pode ser transitório, durando alguns dias, mas nunca pode ser intermitente.

TAQUIARRITMIAS

As taquiarritmias são arritmias com frequência superior a 100 bpm classificadas como taquicardias supraventriculares ou ventriculares. Quando se apresentam com três batimentos sucessivos e duram até 30 segundos, são ditas não sustentadas. Quando a duração é de 30 segundos ou mais, são denominadas sustentadas.

O termo paroxístico refere-se a taquicardias com início e fim súbitos.

Quando a taquicardia supraventricular possui circuito de reentrada com condução anterógrada pelo NAV, então ela é denominada de ortodrômica. Condução anterógrada significa que o estímulo desce pelo NAV em direção ao feixe de His. Taquicardias ortodrômicas, comumente, manifestam-se no ECG com QRS estreito (< 0,12 s).

Quando a condução é retrógrada pelo NAV, então a taquicardia é dita antidrômica. Taquicardias antidrômicas, comumente, manifestam-se no ECG com QRS largo.

Taquiarritmias supraventriculares

As taquicardias são originadas acima da bifurcação do feixe de His. Na grande maioria dos casos, manifestam-se com complexos QRS estreitos (< 0,12 s).

Todavia, em alguns casos, taquicardias supraventriculares podem se expressar no ECG com QRS largo em decorrência de fenômeno de aberrância ou de bloqueio prévio de ramo prévio.

As principais taquiarritmias supraventriculares são:

- Taquicardia sinusal/taquicardia de reentrada sinusal.
- Taquicardia atrial 1:1, 2:1, condução variável, taquicardia atrial multifocal (TAM).
- Fibrilação atrial (FA).
- *Flutter* atrial.
- Taquicardia de reentrada nodal (TRN), que pode ser comum ou incomum.
- Taquicardia juncional.
- Taquicardia atrioventricular (TAV) (reciprocante).
- TAV (forma incessante de Coumel).

Aqui, serão discutidas somente as principais taquicardias vistas na prática clínica.

Taquicardia supraventricular – algoritmo diagnóstico

Uma boa forma de definir o diagnóstico de uma taquicardia supraventricular (TPSV) é seguir um algoritmo diagnóstico, que é estruturado para sistematizar a análise de caracterizar marcos referenciais e diferenciais no ECG:

- Marcos referenciais são os sinais eletrocardiográficos inespecíficos que oferecem orientação sobre os principais diagnósticos diferenciais.
- Marcos diferenciais são os sinais específicos que definem o diagnóstico final da taquiarritmia.

A sequência de análise eletrocardiográfica deve ser a seguinte:

1. Avaliação do intervalo RR: regular ou irregular.
2. Identificar a onda P: presente ou ausente.
3. Se a onda P está presente, definir a relação P:QRS.
4. Relação P:QRS > 1:1 ou ≤ 1:1.
   - Se relação P:QRS > 1:1 – definir frequência PP: ≥ 250 bpm ou < 250 bpm.
   - Se relação P:QRS 1:1 – definir relação RP/PR.

Observações
- Distância RP é considerada entre o pico da onda R e a próxima onda P.
- Distância PR é considerada entre o pico da onda P e a próxima onda R.

Taquicardia supraventricular – diagnóstico diferencial

Taquicardias supraventriculares com RR irregular

Se a onda P está presente, há duas possibilidades principais:

1. TAM.
2. Taquicardia atrial com condução AV variável.

Se a onda P está ausente, o diagnóstico é de FA.

Taquicardias supraventriculares com RR regular

Se a onda P está ausente, há duas possibilidades principais:

1. TRN forma comum.
2. TAV ou reciprocante.

Observações
- FA com alta resposta ventricular pode simular TRN em razão de uma aparente regularidade.
- Extrassístoles supraventriculares muito frequentes podem simular quadros de FA.

Taquicardias supraventriculares com RR regular e relação P:QRS › 1:1

Se o intervalo PP define frequência de 250 bpm ou mais, o diagnóstico é o

- *Flutter* atrial.

Se o intervalo PP define frequência inferior a 250 bpm, o diagnóstico é

- Taquicardia atrial.

Observação

- O diagnóstico de *flutter* atrial pode ser definido pela presença de ondas de ativação atrial senoidais (ondas F). Ondas senoidais são ondas contínuas que não possuem linha de base isoelétrica entre elas.

Taquicardias supraventriculares com RR regular e relação P:QRS 1:1

Há dois grupos de taquiarritmias com base da relação RP/PR:

1. Taquicardia de RP curto (RP ‹ PR): TRN comum TAV.
2. Taquicardias de RP longo (RP › PR): taquicardia sinusal, taquicardia atrial, TRN incomum, taquicardia de Coumel.

Taquicardias supraventriculares – marcos diferenciais
Sinais específicos das principais taquicardias supraventriculares

- FA: ondas f (grosseiras ou finas).
- TAM: ondas P com três ou mais morfologias distintas.
- Taquicardia atrial com condução atrioventricular variável: onda P com uma só morfologia e relação P:QRS variável.
- *Flutter* atrial: ondas F.
- TRN comum: pseudo R em V1 e pseudo S em DII, DIII e aVF.
- TAV: depressão do segmento ST.

Observações
- O principal diagnóstico diferencial da FA é a TAM.
- O principal diagnóstico diferencial da TRN é a TAV.

FIBRILAÇÃO ATRIAL

Caracteriza-se por atividade elétrica contínua, fragmentada, caótica, muito rápida e desorganizada. Não há sístole atrial efetiva dos átrios.

No ECG, há ausência de ondas P. É possível documentar pequenas ondas de elevada frequência, irregulares e de voltagens variáveis denominadas ondas fibrilatórias ou f.

A FA pode ser classificada como:

- Paroxística: quando há episódios recorrentes e autolimitados com duração de até 48 horas.
- Persistente: quando a duração supera 1 ano.

Formas de apresentação da *coarse fibrillation* FA:

- Grosseiras, maior ou mais comuns nos valvopatas (Figura 6.19).
- Finas, menor ou *fine fibrillation*: mais comum nos coronariopatas e nos miocardiopatas (Figura 6.20).
- Sem ondas f: linha isoelétrica (Figura 6.21).

FA grosseira, maior (*coarse fibrillation*)

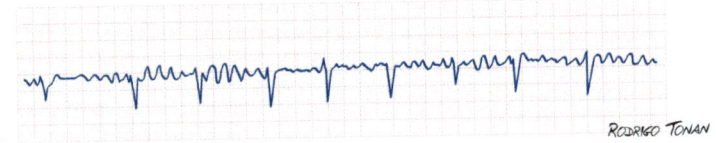

FIGUra 6.19
Ondas f de voltagem › 0,5 mm ou 1 mm.
Nota-se a irregularidade dos complexos QRS.

FA fina, menor (*fine fibrillation*)

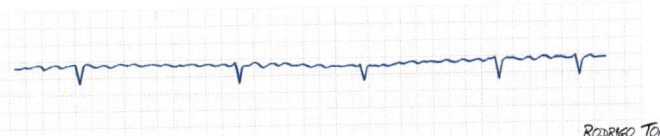

FIGUra 6.20
Ondas f de voltagem › 0,5 mm. Baixa taxa de
resposta ventricular.

FA sem ondas f

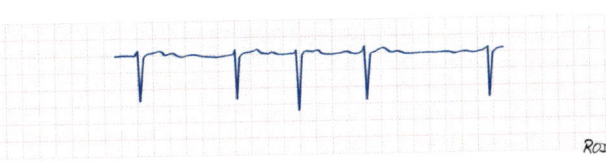

FIGUra 6.21
Linha isoelétrica, ondas f não identificáveis.

FLUTTER ATRIAL

O *flutter* atrial caracteriza-se por ondas F com aspecto em "dente de serrote", ou "serra denteada", mais proeminentes em DII, DIII, aVF e V1, com ausência de linha isoelétrica entre as ondas F (Figura 6.22).

Eventualmente, há graus variáveis de bloqueio atrioventricular e, raramente, condução 1:1.

A resposta ventricular costuma ser a metade da FC atrial (i.e., 150 bpm).

A presença de *flutter* atrial indica cardiopatia subjacente, pois essa arritmia, raramente, ocorre em coração estruturalmente normal.

São descritos dois tipos de *flutter* atrial:

1. Tipo 1 ou clássico: as ondas F são negativas nas derivações DII, DIII e aVF.
2. Tipo 2 ou atípico: as ondas F são positivas nas derivações DII, DIII e aVF.

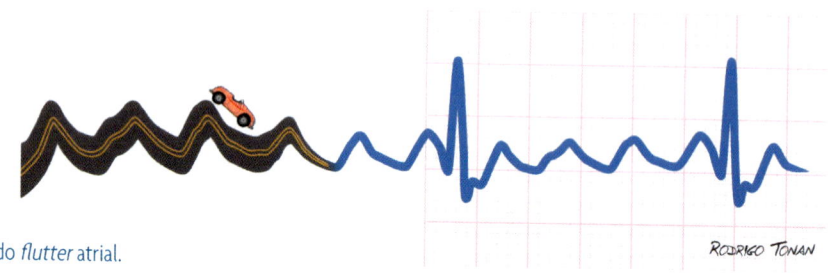

FIGURA 6.22
Ilustração das ondas F senoidais do *flutter* atrial.

RODRIGO TONAN

TAQUICARDIA DE REENTRADA NODAL

Forma de taquicardia supraventricular regular, que ocorre por reentrada NAV.

Cerca de 25% da população possui NAV com duas vias, cada uma com propriedades eletrofisiológicas distintas: uma via rápida com recuperação lenta (beta) e outra via lenta com recuperação rápida (alfa).

Onda P não visível na grande maioria dos casos (65%), pois as ativações atrial e ventricular ocorrem simultaneamente.

Existem duas variedades clássicas de TRN:

1. TRN incomum (rápida-lenta): manifesta-se com RP longo. Representa 5% dos casos.
2. TRN comum (lenta-rápida): manifesta-se com RP curto. Representa 95% dos casos (Figuras 6.23 e 6.24).

Observações
- Portadores de dupla via nodal podem apresentar crises de TRN.
- O ECG basal dos portadores de dupla via nodal é normal.

Taquicardia de reentrada nodal comum

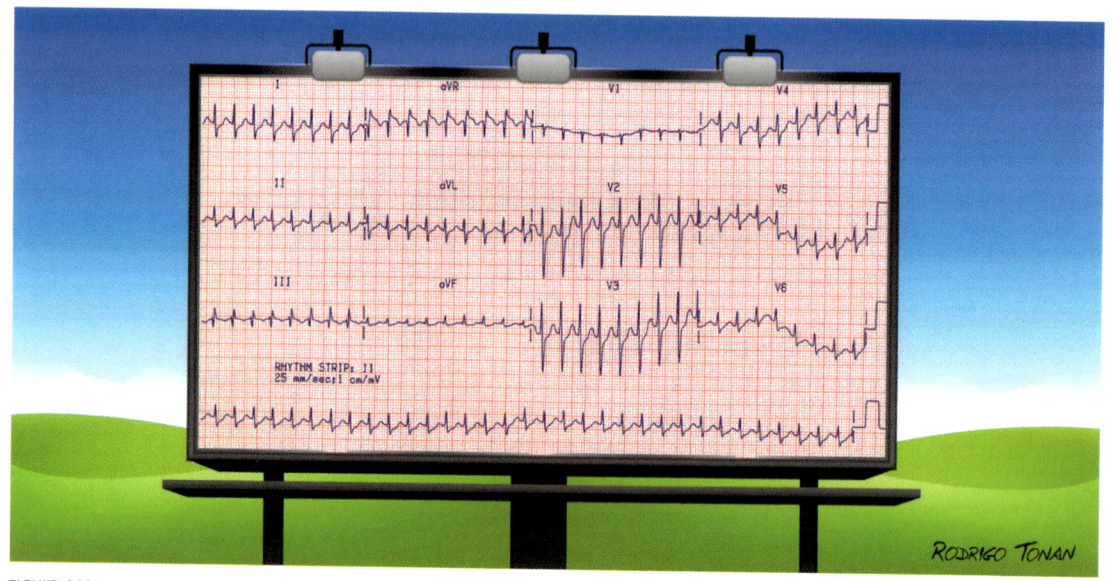

FIGUra 6.23

Caso de taquicardia de reentrada nodal forma comum. Trata-se de uma taquicardia de QRS estreito e regular com onda P de difícil visualização, pois a ativação atrial é, praticamente, simultânea à ativação ventricular.

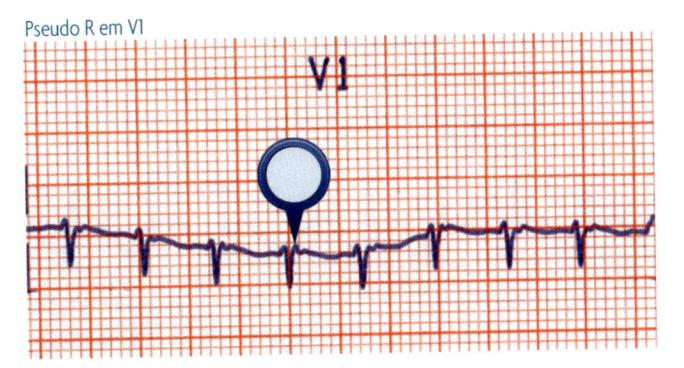

Pseudo R em V1

Pseudo S em DII

FIGURa 6.24
Sinais específicos de taquicardia de reentrada nodal comum. O pseudo R em V1 e o pseudo S em DII representam a ativação atrial que ocorre imediatamente após a ativação ventricular. Ou seja, é uma onda P oculta no final do complexo QRS.

TAQUICARDIA ATRIOVENTRICULAR

Forma de taquicardia supraventricular regular que ocorre por reentrada por meio dos átrios e dos ventrículos. Também é denominada de taquicardia reciprocante.

Trata-se de arritmia que ocorre em portadores de Wolff-Parkinson-White (WPW), a forma mais comum de pré-excitação ventricular.

No portador de WPW, existe um feixe anômalo que conecta o átrio ao ventrículo numa via acessória paralela ao NAV, porém sem condução decremental. Assim, o estímulo elétrico com origem atrial passa, preferencialmente, pelo feixe anômalo, ativando de modo precoce uma área do miocárdio ventricular.

Existem duas formas de TAV:

1. TAV ortodrômica, que é a mais comum (Figura 6.25).
2. TAV antidrômica (Figura 6.26).

O grau de pré-excitação ventricular varia conforme a quantidade de miocárdio pré-excitado. Quanto maior a pré--excitação ventricular, maior o tamanho da onda delta (Figura 6.27).

Observações

- Fora da crise de TAV, o ECG basal pode demonstrar a pré-excitação ventricular: WPW manifesto.
- Durante a crise de TAV ortodrômica (Figura 6.28), a onda delta desaparece.

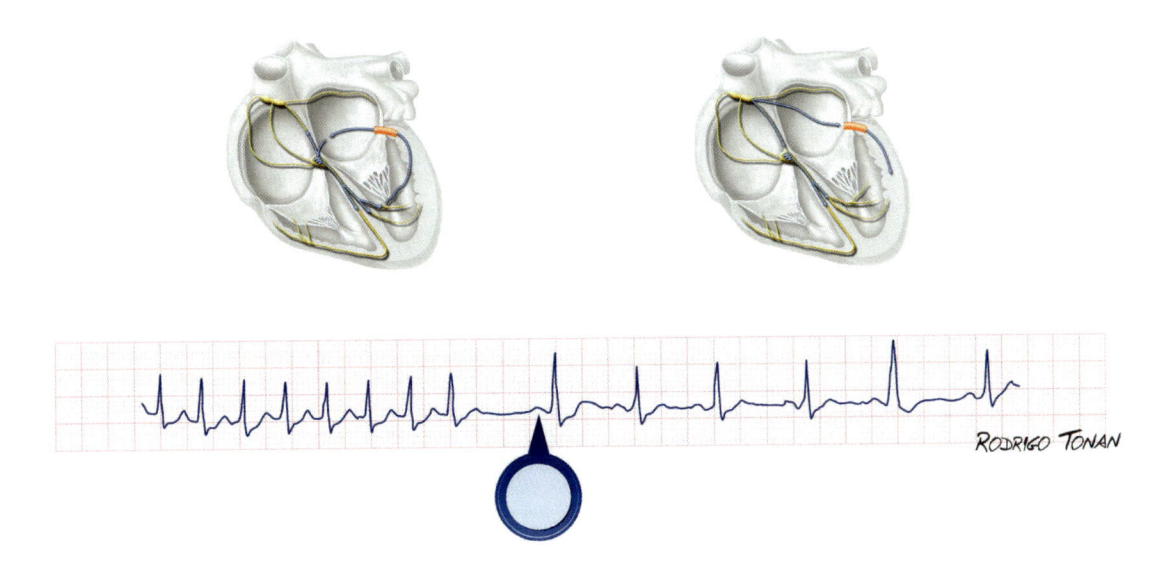

FIGURA 6.25

Ilustração de caso de taquicardia atrioventricular ortodrômica que reverte para ritmo sinusal após manobra vagal. O termo ortodrômico refere-se à situação em que o estímulo elétrico desce pelo nó atrioventricular e sobe pela via acessória. Taquicardias ortodrômicas, usualmente, geram taquicardias com QRS estreito.

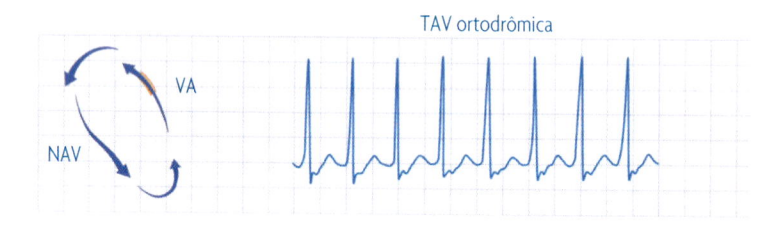

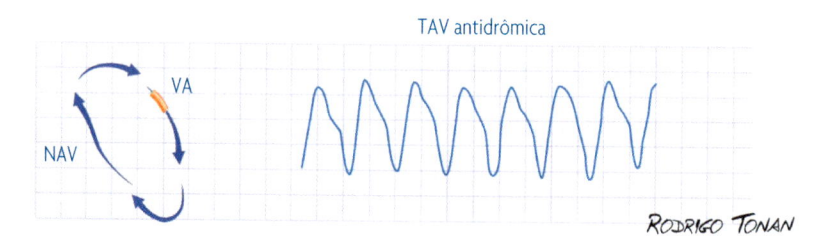

FIGura 6.26

Diferença entre as formas ortodrômica e antidrômica de taquicardia atrioventricular. Na forma ortodrômica, o complexo QRS é estreito, pois a condução é anterógrada pelo nó atrioventricular e retrógrada pela via acessória (VA). Na forma antidrômica, o QRS é largo, simulando quadro de taquicardia ventricular.

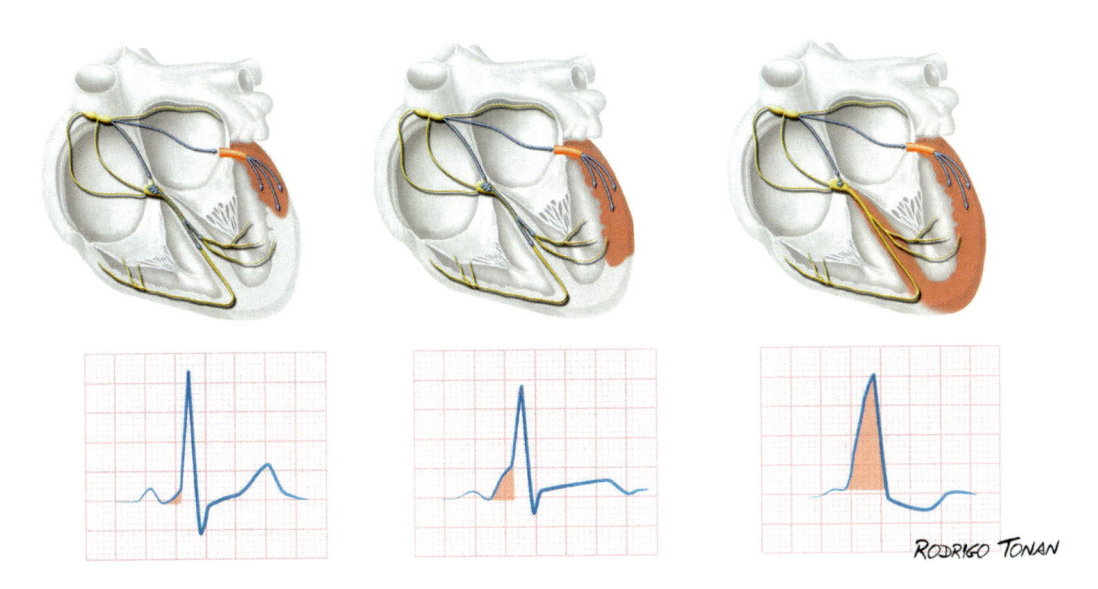

FIGURA 6.27

Ilustração que mostra diferentes graus de pré-excitação ventricular. A área inicial do QRS em destaque corresponde à onda delta, sinal que caracteriza o Wolff-Parkinson-White. Quanto maior a área de miocárdio que é excitada célula a célula maior a magnitude da onda delta.

TAQUICARDIA ATRIOVENTRICULAR

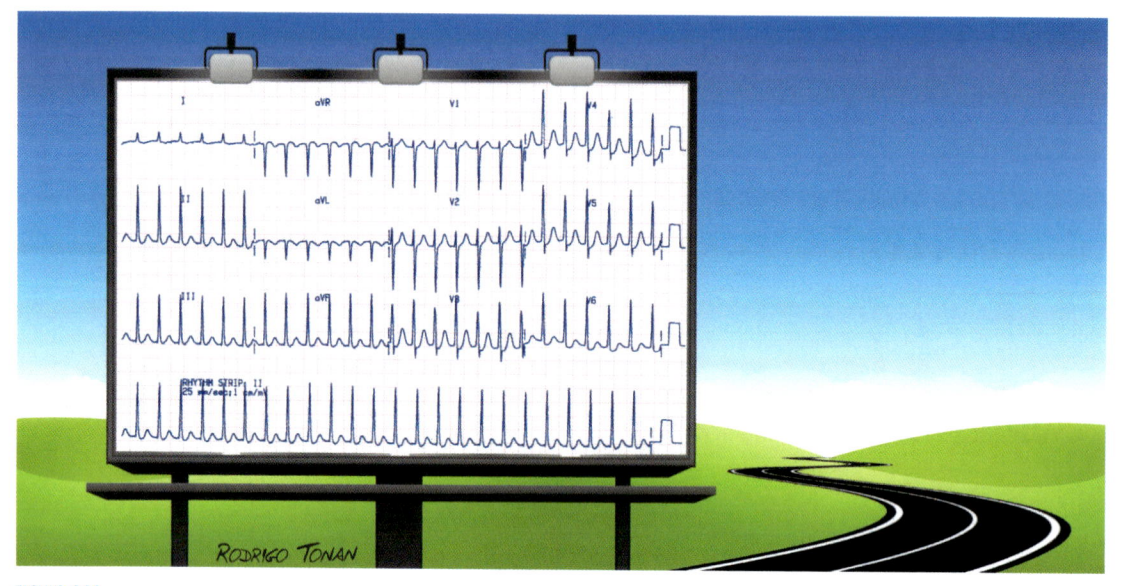

FIGUra 6.28
Exemplo de taquicardia atrioventricular em portador de Wolff-Parkinson-White. Trata-se de taquicardia de QRS estreito regular com onda P não visível no traçado. Nota-se depressão do segmento ST de V3 a V6.

TAQUIARRITMIAS VENTRICULARES

Taquicardias ventriculares (TV) são arritmias que se originam abaixo da bifurcação do feixe de His. Geralmente, aparecem no ECG como taquicardias com QRS largo.

Cerca de 80% das taquicardias de QRS largo são taquicardias ventriculares. Os outros 20% são taquicardias supraventriculares com aberrância de condução, com bloqueio de ramo prévio ou com pré-excitação ventricular associada. Existem diversos algoritmos diagnósticos que tentam diferenciar as diversas condições que podem gerar taquicardias com QRS largo. Tais algoritmos, muitas vezes, são complexos e devem ser aplicados somente por especialistas treinados.

Taquicardias ventriculares são graves e potencialmente fatais.

São classificadas em:

- TV monomórficas: com morfologia de bloqueio de ramo direito ou de bloqueio de ramo esquerdo (Figuras 6.29 a 6.31).
- TV polimórficas.

TAQUICARDIA VENTRICULAR

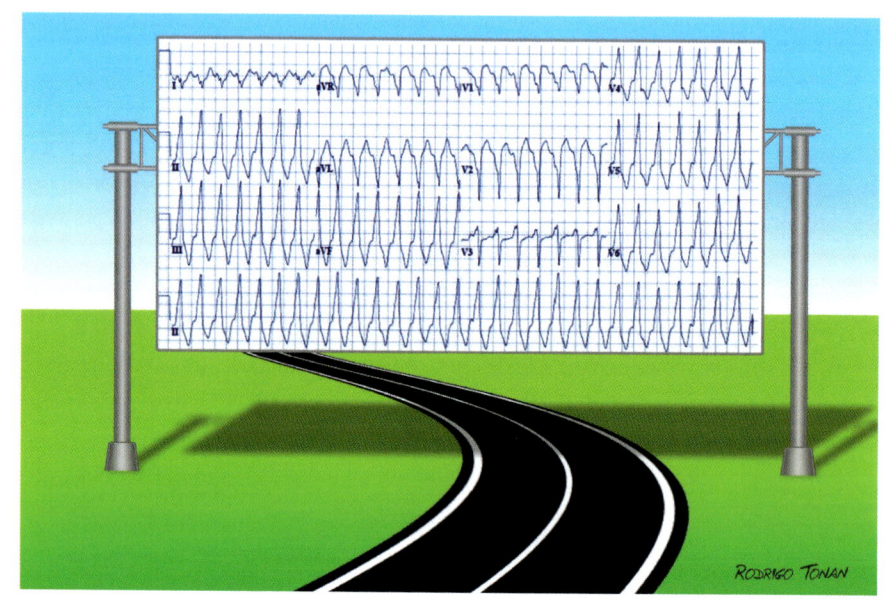

FIGURA 6.29
Exemplo de taquicardia ventricular com padrão de bloqueio de ramo esquerdo.

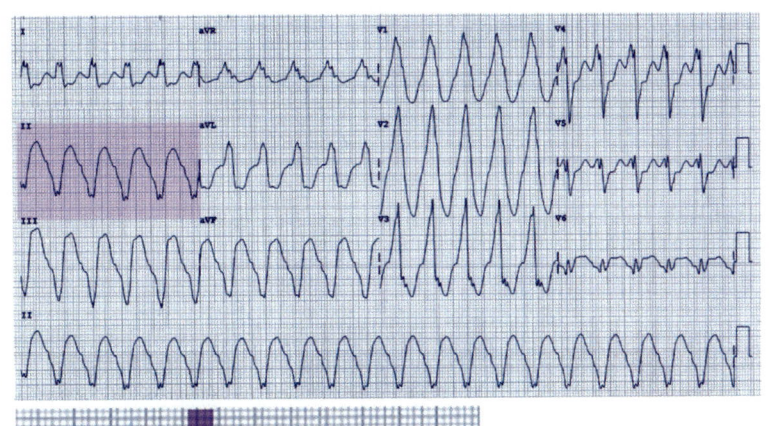

FIGUra 6.30
Exemplo de taquicardia ventricular com padrão de bloqueio de ramo direito. Um algoritmo simplificado de Brugada define o diagnóstico de TV por meio da simples análise da derivação DII. Se a medida do início do complexo QRS até o nadir ou pico do complexo QRS for igual ou superior a 50 ms, então define-se o diagnóstico de taquicardia ventricular.

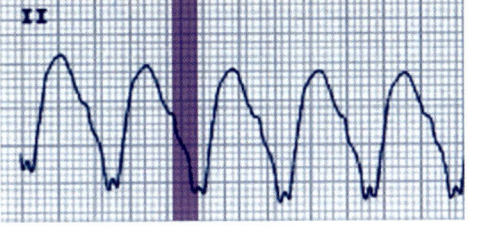

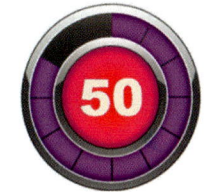

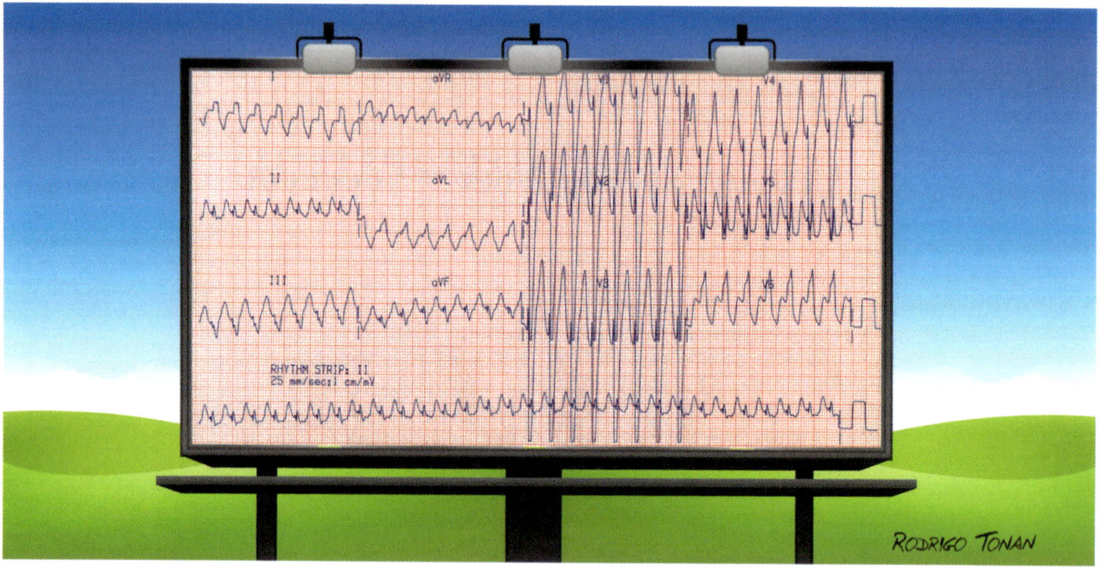

FIGUra 6.31

Exemplo de taquicardia supraventricular com aberrância de condução. O padrão morfológico é de bloqueio de ramo esquerdo. Note que o início do complexo QRS é bastante rápido. Em DII, o tempo do início do complexo QRS ao pico da onda R é inferior a 40 ms, definindo a origem supraventricular da arritmia.

PARADA CARDIORRESPIRATÓRIA

Augusto Hiroshi Uchida

Amanda Bigarelli Groblackner

Milton Serikawa Junior

- Fibrilação ventricular, assistolia e atividade elétrica sem pulso

PARADA CARDIORRESPIRATÓRIA

A parada cardiorrespiratória (PCR) é o cessamento súbito da atividade ventricular útil. É diagnosticada clinicamente pela não detecção de pulsos em grandes artérias associada à ausência de responsividade e apneia (ou respiração agônica). A PCR pode ser classificada pelo eletrocardiograma (ECG), conforme descrito na Tabela 7.1 e ilustrado na Figura 7.1.

Tabela 7.1   Classificação da parada cardiorrespiratória

Classificação anterior	Classificação atual
Fibrilação ventricular (FV)/taquicardia ventricular (TV) sem pulso	Ritmo chocável: FV/TV sem pulso
Assistolia	Ritmo não chocável: assistolia/atividade elétrica sem pulso (AESP)
Dissociação eletromecânica	

A FV tem diversas formas de apresentação (Figura 7.2 e 7.3). Quando ela é fina, pode ser confundida com assistolia. Quadros de TV polimórfica (Figura 7.4) podem simular quadros de FV. Quando a TV é monomórfica, ela deve ser diferenciada de quadros de *flutter* ventricular (Figura 7.5).

A assistolia tem duas formas de apresentação como mostra a Figura 7.6.

A atividade elétrica sem pulso ou AESP ocorre quando há um ritmo elétrico organizado, porém incapaz de gerar pulso (sístole ineficaz). Pode se apresentar de diversas maneiras no monitor eletrocardiográfico. Nos casos de AESP, nota-se ausência de contratilidade e de pulso. Existe também a pseudo-AESP, na qual há contratilidade ventricular, porém com ausência de pulso.

Ritmo chocável: FV/TV sem pulso

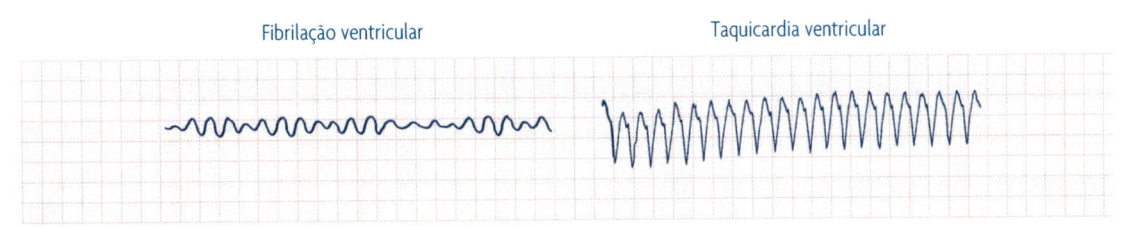

Fibrilação ventricular

Taquicardia ventricular

Ritmo não chocável: assistolia/AESP

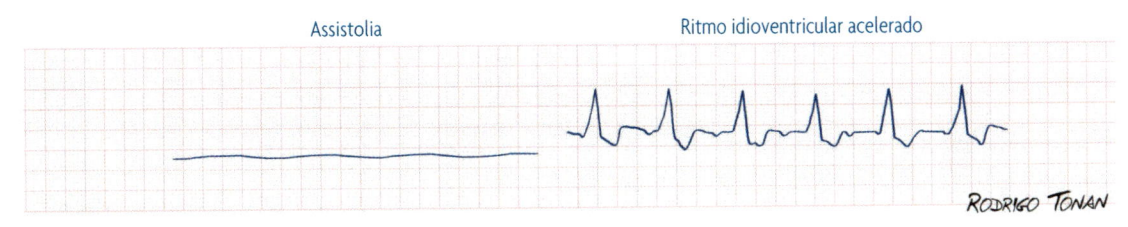

Assistolia

Ritmo idioventricular acelerado

RODRIGO TONAN

FIGUra 7.1
Apresentações dos ritmos chocáveis *versus* não chocáveis.

Fibrilação ventricular

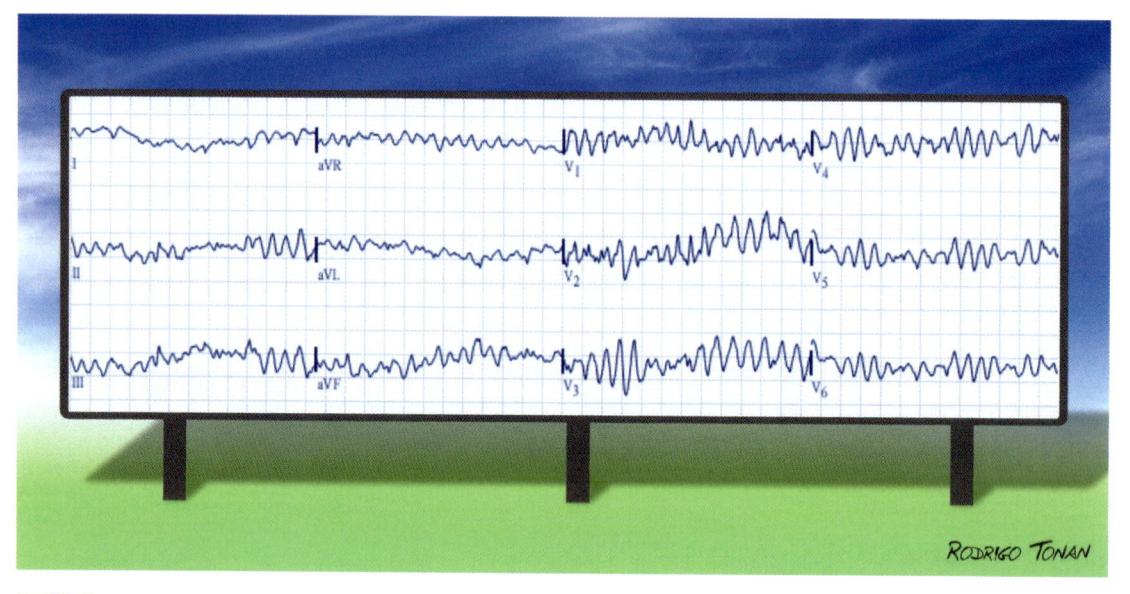

FIGUra 7.2

Fibrilação ventricular é o processo de ativação ventricular caótico com ausência de complexos QRS identificáveis. Notam-se deflexões polimórficas e bizarras com alta frequência.

Tipos de fibrilação ventricular

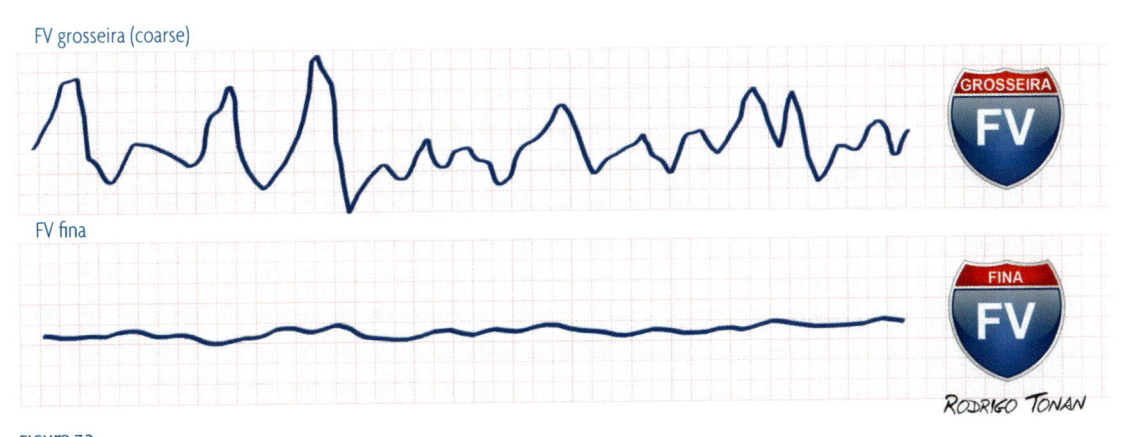

FV grosseira (coarse)

FV fina

FIGURA 7.3
Existem apresentações variadas da fibrilação ventricular: grosseira ou fina. A fina pode ser confundida com assistolia, pois as deflexões têm baixa amplitude.

Taquicardia ventricular polimórfica (*torsades de pointes*)

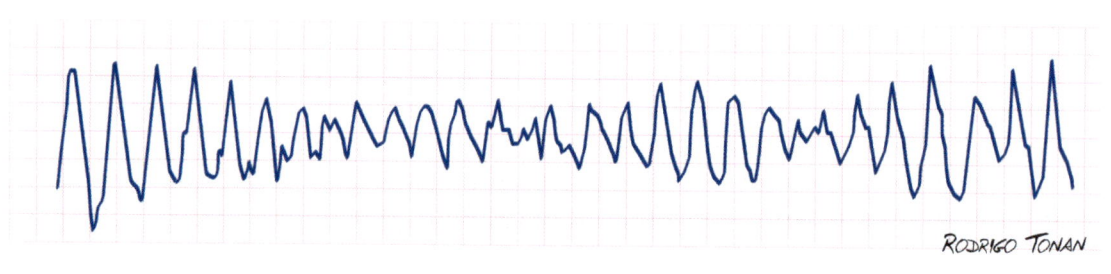

RODRIGO TONAN

FIGUra 7.4
A fibrilação ventricular pode ser confundida com quadro de taquicardia ventricular polimórfica. Esta é instável e costuma ser autolimitada, mas, com frequência, degenera-se para fibrilação ventricular. Comumente, os quadros de taquicardia ventricular polimórfica estão associados a intervalo QT prolongado. A *torsades de pointes* é uma forma de taquicardia ventricular polimófica na qual a polaridade dos complexos QRS muda de positiva para negativa, num padrão que lembra a torção das pontas de uma mola.

Taquicardia ventricular monomórfica

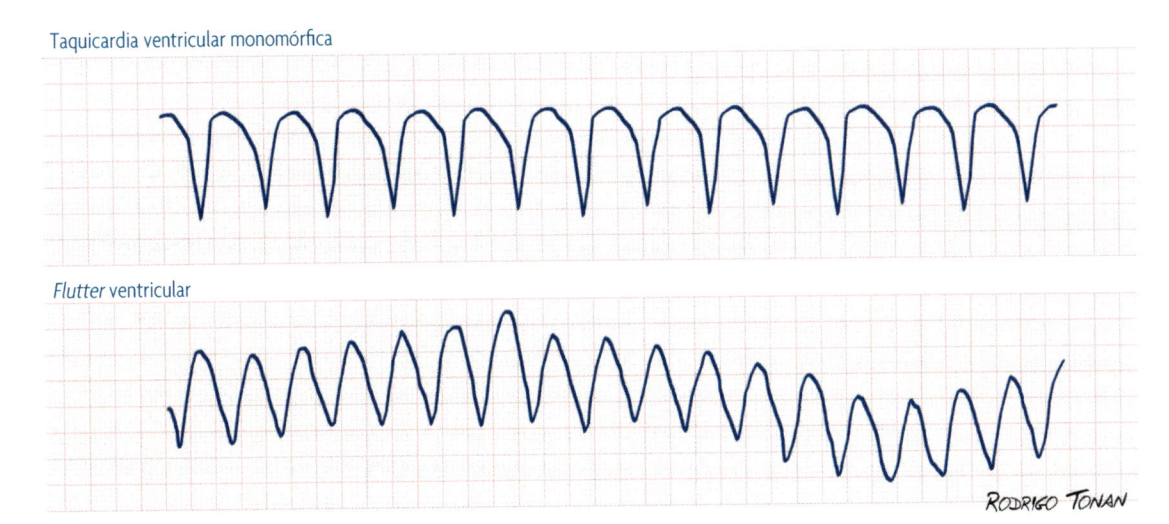

Flutter ventricular

RODRIGO TONAN

FIGUra 7.5

Taquicardia ventricular é uma taquiarritmia com complexos QRS alargados (QRS › 120 ms) que se origina nos ventrículos. Pode ser monomórfica ou polimórfica. A taquicardia ventricular monomórfica pode ser confundida com *flutter* ventricular, um ritmo pré-fibrilatório que se caracteriza por ondas senoidais nas quais não se consegue distinguir o complexo QRS da onda T.

Assistolia

Formas de apresentação da assistolia

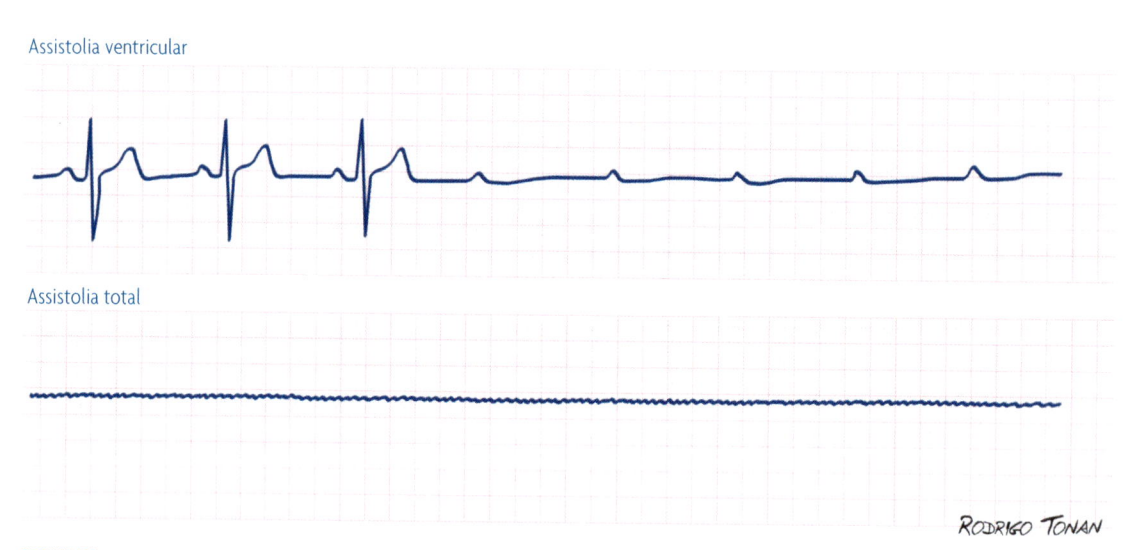

FIGura 7.6

Assistolia é a ausência total de atividade elétrica ventricular. Em caso de assistolia, é preciso: 1) checar se os cabos estão conectados; 2) conferir o ganho do sinal eletrocardiográfico; 3) e mudar a derivação para outra perpendicular.

Noções gerais de reanimação cardiopulmonar

Com relação ao atendimento da PCR, é possível classificar o suporte em dois tipos (Tabela 7.2):

1. Suporte básico de vida (BLS).
2. Suporte avançado de vida (ACLS).

Tabela 7.2   Atendimento da parada cardiorrespiratória

BLS – Sequência de atendimento	Suporte básico (BLS)
1. Responsividade do paciente	1. *Compressions* (compressões torácicas)
2. Posicionamento	2. *Airway* (vias aéreas desobstruídas)
3. Ajuda	3. *Breathing* (ventilação)
4. Pulso? Se constatada a ausência do pulso, inicia-se o CAB	

A prioridade da reanimação cardiopulmonar (RCP) é restaurar a circulação. Identificar um ritmo chocável e desfibrilar devem ser a prioridade do tratamento. O BLS considera a desfibrilação realizada por desfibriladores automáticos. A Figura 7.7 mostra o padrão clássico de manobras de RCP.

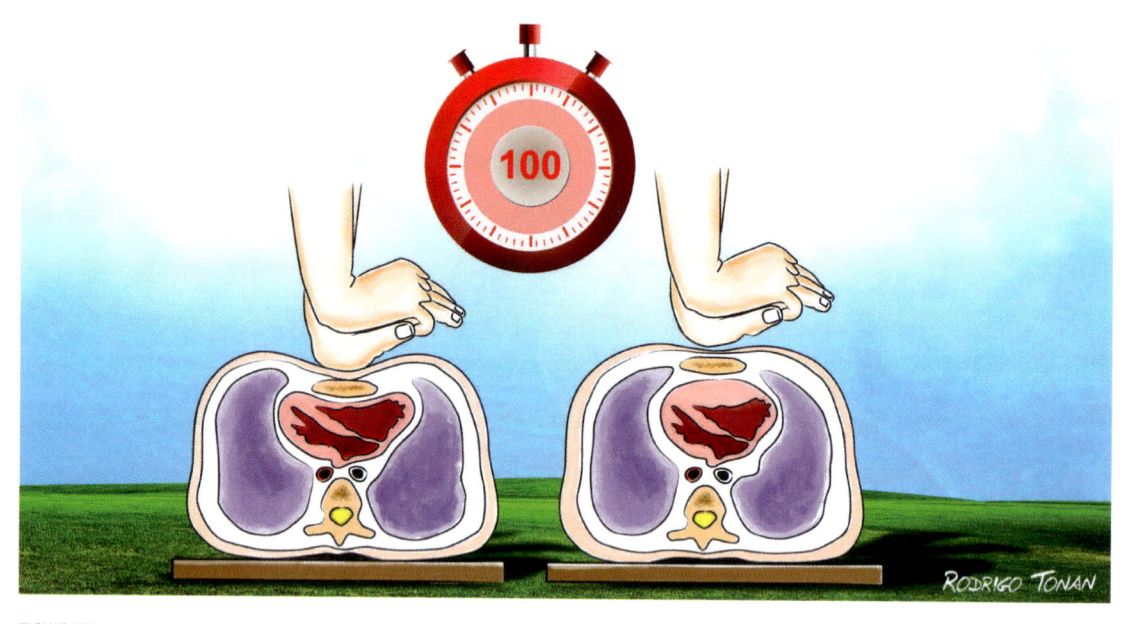

FIGURA 7.7

Compressão forte e rápida. Comprima o tórax numa frequência de 100 incursões/min. Cada compressão deve afundar o tórax 5 cm. Fazer 30 compressões, parar e fazer 2 ventilações (30:2).

REANIMAÇÃO CARDIOPULMUNAR

Sequência de atendimento do suporte avançado de vida

1. *Airway.*
2. *Breathing.*
3. *Circulation.*
4. *Drugs/diferential.*

No ACLS, considera-se o chamado ABCD secundário com adoção de sistema de ventilação avançado com monitorização, uso de drogas e busca de possíveis causas da PCR.

Os algoritmos de tratamento da RCP dependem da identificação de ritmo chocável ou não pelo ECG. Uma vez identificado um ritmo chocável (FV ou TV), a desfibrilação deve ser administrada por socorrista capacitado.

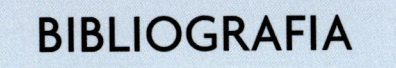

BIBLIOGRAFIA

CAPÍTULOS 1 E 2
CONCEITOS INTRODUTÓRIOS E
O ELETROCARDIOGRAMA NORMAL

1. Dabrowska B. Recommendations for the standardization and interpretation of the electrocardiogram according to the American Heart Association Electrocardiography and Arrhythmias Committee and the Heart Rhythm Society 2007 and 2009 – new standards. Kardiol Pol. 2009;67(10):1128-32.

2. Goodacre S, McLeod K. ABC of clinical electrocardiography: paediatric electrocardiography. BMJ. 2002;324(7350):1382-5.

3. Kligfield P, Gettes LS, Bailey JJ, Childers R, Deal BJ, Hancock EW, et al. Recommendations for the standardization and interpretation of the electrocardiogram: part I: the electrocardiogram and its technology a scientific statement from the American Heart Association Electrocardiography and Arrhythmias Committee, Council on Clinical Cardiology; the American College of Cardiology Foundation; and the Heart Rhythm Society endorsed by the International Society for Computerized Electrocardiology. American Heart Association Electrocardiography and Arrhythmias Committee, Council on Clinical Cardiology; American College of Cardiology Foundation; Heart Rhythm Society. J Am Coll Cardiol. 2007;49(10):1109-27.

4. Mason JW, Hancock EW, Gettes LS, Bailey JJ, Childers R, Deal BJ, et al. Recommendations for the standardization and interpretation of the electrocardiogram: part II: electrocardiography diagnostic statement list a scientific statement from the American Heart Association Electrocardiography and Arrhythmias Committee, Council on Clinical Cardiology; the American College of Cardiology Foundation; and the Heart Rhythm Society Endorsed by the International Society for Computerized Electrocardiology. American Heart Association Electrocardiography and Arrhythmias Committee,

Council on Clinical Cardiology; American College of Cardiology Foundation; Heart Rhythm Society. J Am Coll Cardiol. 2007;49(10):1128-35.

5. Meek S, Morris F. ABC of clinical electrocardiography. Introduction. I-Leads, rate, rhythm, and cardiac axis. BMJ. 2002;324(7334):415-8.

6. Park DS, Fishman GI. The cardiac conduction system. Circulation. 2011;123(8):904-15.

7. Rautaharju PM, Surawicz B, Gettes LS, Bailey JJ, Childers R, Deal BJ, et al. AHA/ACCF/HRS recommendations for the standardization and interpretation of the electro-cardiogram: part IV: the ST segment, T and U waves, and the QT interval: a scientific statement from the American Heart Association Electrocardiography and Arrhythmias Committee, Council on Clinical Cardiology; the American College of Cardiology Foundation; and the Heart Rhythm Society: endorsed by the International Society for Computerized Electrocardiology. American Heart Association Electrocardiography and Arrhythmias Committee, Council on Clinical Cardiology; American College of Cardiology Foundation; Heart Rhythm Society. Circulation. 2009;119(10):e241-50.

8. Salerno SM, Alguire PC, Waxman HS. Competency in interpretation of 12-lead electrocardiograms: a summary and appraisal of published evidence. Ann Intern Med. 2003;138(9):751-60.

9. Slovis C, Jenkins R. ABC of clinical electrocardiography: conditions not primarily affecting the heart. BMJ. 2002;324(7349):1320-3.

CAPÍTULOS 3 E 4
SOBRECARGAS ATRIAIS E VENTRICULARS E BLOQUEIOS DE RAMO E DIVISIONAIS

1. Bacharova L. What is recommended and what remains open in the American Heart Association recommendations for the standardization and interpretation of the electrocardiogram. Part V: electrocardiogram changes

associated with cardiac chamber hypertrophy. American Heart Association. J Electrocardiol. 2009;42(5):388-91.

2. Edhouse J, Thakur RK, Khalil JM. ABC of clinical electrocardiography. Conditions affecting the left side of the heart. BMJ. 2002;324(7348):1264-7.

3. Hancock EW, Deal BJ, Mirvis DM, Okin P, Kligfield P, Gettes LS, et al. AHA/ACCF/HRS recommendations for the standardization and interpretation of the electrocardiogram: part V: electrocardiogram changes associated with cardiac chamber hypertrophy: a scientific statement from the American Heart Association Electrocardiography and Arrhythmias Committee, Council on Clinical Cardiology; the American College of Cardiology Foundation; and the Heart Rhythm Society. Endorsed by the International Society for Computerized Electrocardiology. American Heart Association Electrocardiography and Arrhythmias Committee, Council on Clinical Cardiology; American College of Cardiology Foundation; Heart Rhythm Society. J Am Coll Cardiol. 2009;53(11):992-1002.

4. Harrigan RA, Jones K. ABC of clinical electrocardiography. Conditions affecting the right side of the heart. BMJ. 2002;324(7347):1201-4.

5. Surawicz B, Childers R, Deal BJ, Gettes LS, Bailey JJ, Gorgels A, et al. AHA/ACCF/HRS recommendations for the standardization and interpretation of the electrocardiogram: part III: intraventricular conduction disturbances: a scientific statement from the American Heart Association Electrocardiography and Arrhythmias Committee, Council on Clinical Cardiology; the American College of Cardiology Foundation; and the Heart Rhythm Society. Endorsed by the International Society for Computerized Electrocardiology. American Heart Association Electrocardiography and Arrhythmias Committee, Council on Clinical Cardiology; American College of Cardiology Foundation; Heart Rhythm Society. J Am Coll Cardiol. 2009;53(11):976-81.

6. Surawicz B, Childers R, Deal BJ, Gettes LS, Bailey JJ, Gorgels A, et al. AHA/ACCF/HRS recommendations for the standardization and interpretation of the electrocardiogram: part III: intraventricular conduction

disturbances: a scientific statement from the American Heart Association Electrocardiography and Arrhythmias Committee, Council on Clinical Cardiology; the American College of Cardiology Foundation; and the Heart Rhythm Society: endorsed by the International Society for Computerized Electrocardiology. American Heart Association Electrocardiography and Arrhythmias Committee, Council on Clinical Cardiology; American College of Cardiology Foundation; Heart Rhythm Society. Circulation. 2009;119(10):e235-40.

CAPÍTULO 5
SÍNDROMES CORONÁRIAS AGUDAS

1. Bayés de Luna A, Zareba W. New terminology of the cardiac walls and new classification of Q-wave M infarction based on cardiac magnetic resonance correlations. Ann Noninvasive Electrocardiol. 2007;12(1):1-4.

2. Birnbaum Y, Bayés de Luna A, Fiol M, Nikus K, Macfarlane P, Gorgels A, et al. Common pitfalls in the interpretation of electrocardiograms from patients with acute coronary syndromes with narrow QRS: a consensus report. J Electrocardiol. 2012;45(5):463-75.

3. Channer K, Morris F. ABC of clinical electrocardiography: myocardial ischaemia. BMJ. 2002;324(7344):1023-6.

4. Edhouse J, Brady WJ, Morris F. ABC of clinical electrocardiography: acute myocardial infarction-Part II. BMJ. 2002;324(7343):963-6.

5. Morris FI, Brady WJ. ABC of clinical electrocardiography: acute myocardial infarction-Part I. BMJ. 2002;324(7341):831-4.

6. Nikus K, Birnbaum Y, Eskola M, Sclarovsky S, Zhong-Qun Z, Pahlm O. Updated electrocardiographic classification of acute coronary syndromes. Curr Cardiol Rev. 2014;10(3):229-36.

7. Wagner GS, Macfarlane P, Wellens H, Josephson M, Gorgels A, Mirvis DM, et al. AHA/ACCF/HRS recommendations for the standardization and interpretation of the electrocardiogram: part VI: acute ischemia/infarction: a scientific statement from the American

Heart Association Electrocardiography and Arrhythmias Committee, Council on Clinical Cardiology; the American College of Cardiology Foundation; and the Heart Rhythm Society. Endorsed by the International Society for Computerized Electrocardiology. American Heart Association Electrocardiography and Arrhythmias Committee, Council on Clinical Cardiology; American College of Cardiology Foundation; Heart Rhythm Society. J Am Coll Cardiol. 2009;53(11):1003-11.

CAPÍTULO 6
ARRITMIAS

1. Amasyali B, Kilic A, Kilit C. Bradyarrhythmias and conduction blocks. Rev Esp Cardiol (Engl Ed). 2012;65(7):656-67.
2. Amasyali B, Kilic A, Kilit C. Sinus node dysfunction and atrial fibrillation: which one dominates? Int J Cardiol. 2014;175(2):379-80.
3. Barold SS. Atrioventricular block revisited. Compr Ther. 2002;28(1):74-8.
4. Barold SS, Hayes DL. Second-degree atrioventricular block: a reappraisal. Mayo Clin Proc. 2001;76(1):44-57.
5. Blomström-Lundqvist C, Scheinman MM, Aliot EM, Alpert JS, Calkins H, Camm AJ, et al. ACC/AHA/ESC Guidelines for the management of patients with supraventricular arrhythmias – executive summary: a report of the American College of Cardiology/American Heart Association Task Force on Practice Guidelines and the European Society of Cardiology Committee for Practice Guidelines (Writing Committee to Develop Guidelines for the Management of Patients With Supraventricular Arrhythmias). Circulation. 2003;108:1871.
6. Cohen MI, Triedman JK, Cannon BC, Davis AM, Drago F, Janousek J, et al. PACES/HRS expert consensus statement on the management of the asymptomatic young patient with a Wolff-Parkinson-White (WPW, ventricular preexcitation) electrocardiographic pattern: developed in partnership between the Pediatric and Congenital Electrophysiology Society (PACES) and the Heart Rhythm Society (HRS). Endorsed by the governing

bodies of PACES, HRS, the American College of Cardiology Foundation (ACCF), the American Heart Association (AHA), the American Academy of Pediatrics (AAP), and the Canadian Heart Rhythm Society (CHRS). Heart Rhythm. 2012;9(6):1006-24.

7. Colucci RA, Silver MJ, Shubrook J. Common types of supraventricular tachycardia: diagnosis and management. Am Fam Physician. 2010;82(8):942-52.

8. Crosson JE, Callans DJ, Bradley DJ, Dubin A, Epstein M, Etheridge S, et al. PACES/HRS Expert consensus statement on the evaluation and management of ventricular arrhythmias in the child with a structurally normal heart. Heart Rhythm. 2014.

9. Durham D, Worthley LI. Cardiac arrhythmias: diagnosis and management. The bradycardias. Crit Care Resusc. 2002;4(1):54-60.

10. Edhouse J, Morris FBMJ. ABC of clinical electrocardiography: broad complex tachycardia-Part II. 2002;324(7340):776-9.

11. Esberger D, Jones S, Morris F. ABC of clinical electrocardiography. Junctional tachycardias. BMJ. 2002;324(7338):662-5.

12. Fowler RL. The new ABCs of AV block. A revised classification to remove the mental block from recognizing AV block. JEMS. 2002;27(2):24-34.

13. Goodacre S, Irons R. ABC of clinical electrocardiography: atrial arrhythmias. BMJ. 2002;324(7337):594-7.

14. Gupta S, Figueredo VM. Tachycardia mediated cardiomyopathy: pathophysiology, mechanisms, clinical features and management. Int J Cardiol. 2014;172(1):40-6.

15. January CT, Wann LS, Alpert JS, Calkins H, Cleveland JC Jr, Cigarroa JE, et al. AHA/ACC/HRS Guideline for the management of patients with atrial fibrillation: executive summary: a report of the American College of Cardiology/American Heart Association Task Force on Practice Guidelines and the heart rhythm society. J Am Coll Cardiol. 2014.

16. Levis JT, Ataklte F, Erqou S, Laukkanen J, Kaptoge S. Meta-analysis of ventricular premature complexes and

their relation to cardiac mortality in general populations. Am J Cardiol. 2013;112(8):1263-70. ECG Diagnosis: Complete Heart Block. Perm J. 2011;15(2):90.

17. Nijjer SS, Afzal Sohaib SM, Whinnett ZI, Lefroy DC. Diagnosis of supraventricular tachycardias. Br J Hosp Med (Lond). 2014;75(2):C22-5.

18. Pediatric and Congenital Electrophysiology Society (PACES); Heart Rhythm Society (HRS); American College of Cardiology Foundation (ACCF); American Heart Association (AHA); American Academy of Pediatrics (AAP); Canadian Heart Rhythm Society (CHRS), Heart Rhythm. 2012;9(6):1006-24.

19. Rodday AM, Triedman JK, Alexander ME, Cohen JT, Ip S, Newburger JW, et al. Electrocardiogram screening for disorders that cause sudden cardiac death in asymptomatic children: a meta-analysis. Pediatrics. 2012;129(4):e999-1010.

20. Sakai Y, Imai S, Sato Y, Yagi H, Kushiro T. Clinical and electrophysiological characteristics of binodal disease. Circ J. 2006;70(12):1580-4.

21. Semelka M, Gera J, Usman S. Sick sinus syndrome: a review. Am Fam Physician. 2013;87(10):691-6.

22. Vereckei A. Current algorithms for the diagnosis of wide QRS complex tachycardias. Curr Cardiol Rev. 2014;10(3):262-76.

23. Vogler J, Breithardt G, Eckardt L. Bradyarrhythmias and conduction blocks. Rev Esp Cardiol (Engl Ed). 2012;65(7):656-67.

24. Zipes DP, Ackerman MJ, Estes NA 3rd, Grant AO, Myerburg RJ, Van Hare G. Task Force 7: arrhythmias. J Am Coll Cardiol. 2005;45(8):1354-63.

CAPÍTULO 7
PARADA CARDIORRESPIRATÓRIA

1. Chandra N, Bastiaenen R, Papadakis M, Panoulas VF, Ghani S, Duschl J, et al. Prevalence of electrocardiographic anomalies in young individuals: relevance to a nation wide cardiac screening program. J Am Coll Cardiol. 2014;63(19):2028-34.

2. Neumar RW, Otto CW, Link MS, Kronick SL, Shuster M, Callaway CW, et al. Part 8: adult advanced cardiovascular life support: 2010 American Heart Association Guidelines for Cardiopulmonary Resuscitation and Emergency Cardiovascular Care. Circulation. 2010;122(18 Suppl 3):S729-67.

3. Soar J, Perkins GD, Abbas G, Alfonzo A, Barelli A, Bierens JJ, et al. European Resuscitation Council Guidelines for Resuscitation 2010 Section 8. Cardiac arrest in special circumstances: electrolyte abnormalities, poisoning, drowning, accidental hypothermia, hyperthermia, asthma, anaphylaxis, cardiac surgery, trauma, pregnancy, electrocution. Resuscitation. 2010;81(10):1400-33.

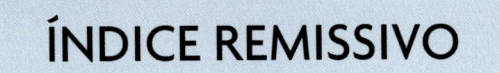

ÍNDICE REMISSIVO